天使的鬼臉

妥瑞氏症、亞斯伯格症、強迫症、巴金森氏症的中醫治療

Tourette Syndrome, Asperger, OCD,
Parkinson's Disease
treated with Chinese Medicine

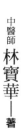

中醫師 林寶華——著

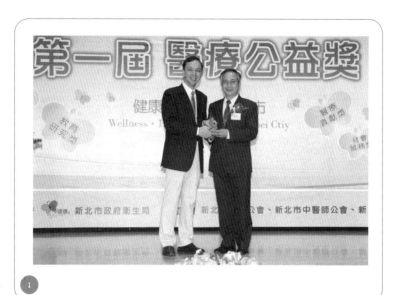

①

榮獲2012新北市第1屆醫療公益獎- 教育研究獎

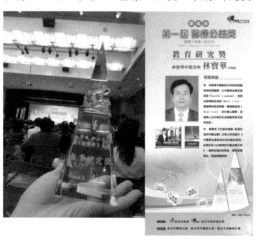

②

中醫辨證治療亞斯伯格症
Treating Asperger Syndrome by Traditional Chinese Herbal Medicine
台北市中醫師公會 ‧ 大愛電視新聞2015.03.15

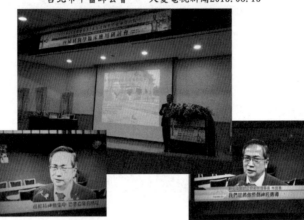

3

應邀在台大醫院精神醫學部報告- 2015/06/15

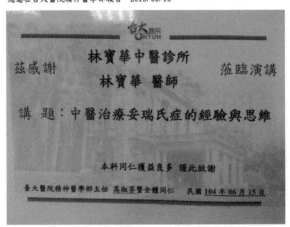

4

應邀在台北慈濟醫院中醫部報告- 2014/10/16

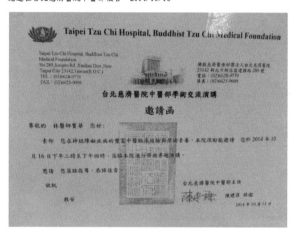

中醫藥治眾生疾病
~預祝中醫療效更上層樓~

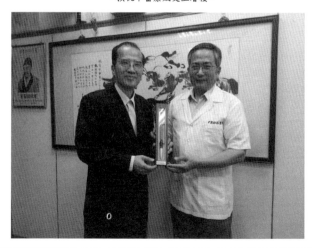

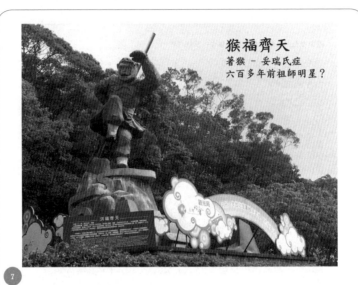

猴福齊天
著猴 — 妥瑞氏症
六百多年前祖師明星？

7

TAIPEI TIMES 2006/09/25 2版

Chinese medicine may aid Tourette's patients

BAD SIDE EFFECTS: A practitioner said that Western medicine usually tries to 'besiege, tranquilize and obstruct' the symptoms, but this can lead to even more complications

BY **FLORA WANG**
STAFF REPORTER

Traditional Chinese medicine may be effective in relieving the symptoms of a neurological illness that first becomes apparent during a person's teenage years, a physician said yesterday at a conference on Chinese medicine.

Tourette's Syndrome, is a neuropsychiatric disease. Patients suffer from various uncontrollable physical activities or abnormal vocalizations such as nonstop blinking, shaking of the head and cursing.

Some patients with serious symptoms are prone to hurting themselves, and may bang their heads against walls. In extreme cases, they can commit suicide.

According to the president of the Taiwan Tourette's Family Association Wang Hui-hsiung (王惠雄), the illness occurs in about one out of every 200 people.

Wang, who is also a children's neurologist at Chang Gung Memorial Hospital, added at the conference that the illness was more prevalent among boys than girls.

It is considered incurable with Western medicine as the syndrome can easily recur after disappearing for several months, the association said. Moreover, Western science is at a loss to explain the origins of the disease, it said.

However, Chinese medical practitioner Lin Pao-hua (林寶華) told attendees that traditional Chinese medicine can be effective in treating patients.

Lin said Western medicine usually tries to "besiege, tranquilize and obstruct" the symptoms, but this can lead to more complications such as depression.

Lin, who has treated 335 Tourette's patients in his clinic, said the illness is similar to *jing-feng* (驚風) disease described in Chinese medicine.

The syndrome manifests dry (燥) and heat (熱) symptoms, said Lin, using the language of Chinese medicine.

> Traditional Chinese medicine is made of plants, minerals and animals and thus is more natural. The medicine can be better absorbed by patients with neurological illnesses.
>
> — Lin Pao-hua, Chinese medicine practitioner

2006. 09.25 TAIPEI TIMES 2版

He added that Chinese medicine prescriptions used to smooth the blood circulation may be given to patients. Restoratives such as ginseng, on the other hand, may worsen patients' symptoms, he said while showing video clips of his patients.

"Traditional Chinese medicine is made of plants, minerals and animals and thus is more natural. The medicine can be better absorbed by patients with neurological illnesses," Lin said.

8

自由時報2006/09/25 A8版

妥瑞症　中藥臨床治療見效

（記者洪素卿／台北報導）妥瑞症是一種在兒童期病發的慢性腦神經性疾病，但藥物治療作用動作與抽搐等，常使家長卻步。中醫師指出，中藥治療或許能更不...

〔中藥的選擇⋯〕

中華民國九十五年一月九日　星期一　台灣新生報

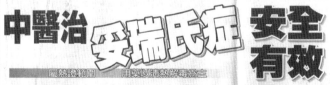

中醫治 妥瑞氏症 安全有效

屬熱證範圍　　用藥以清熱解毒為主

【記者陳欣蕙／台北報導】執業中醫師林寶華，昨日於中華民國中西結合神經醫學會主辦，台北市中醫師公會協辦的「2006中西結合神經醫學國際學術研討會中，發表平見疾病妥瑞氏症中醫治療30例探討，並表示中醫對於治療妥瑞氏症，不但用藥較安全、沒有副作用，且效果良好。

林寶華醫師表示，妥瑞氏症是屬於腦神經運動，能障礙的疾病，盛行率大約千分之零點五，特徵是會出現「怪動作」和「怪聲音」，怪聲音...

又分為初級的清嗓音、中級的咳嗽、和嚴重的聲語和穢語，在這次的案例研討報告中，實際參加研究的病人共25位，皆符合狹義暨語和穢語症，經中藥治療後，總有效率為92%，其中52%效果顯著。

林寶華醫師進一步指出，中醫治療妥瑞氏症怪聲音時，仍依辨症論治法給予適當處理，如有神經症狀居多的病人，可用知柏地黃湯或溫膽湯治療之；臉色蒼白羸弱的病人，可用即肝散或小柴胡湯（去人參加丹參）治療之；若是...

併發精神症狀的病人，可以建瓴湯為主方；躁動嚴重者，可用建瓴湯和黃連解毒湯合方治療之；只有低聲音症狀的病人，實證者可用溫膽湯為主方，虛證者可用抑肝湯為主方，以上五種症狀的患者，可同時併服天麻粉治療之。

林寶華也強調，妥瑞氏症屬於中醫熱證的範圍，因此藥物以清熱解毒為主，病患服用前述中藥即以頻頻，也不會有任何後遺症，更不必擔心會損傷肝腎，因此，提供給西醫治療效果不彰的民眾另一個選擇。

台灣新生報2006/9/25 10版

妥瑞症非中邪 中藥調養可改善

較完養患者平時須避免熱補 少用人參、黃耆 並多運動 發洩體能

中華日報2006/9/25

妥瑞症用藥 清熱解毒

飲食避免油膩、刺激 不宜熱性燉補

妥瑞症好發於青少年

致病原因：氣滯、風邪、痰飲與先天因素

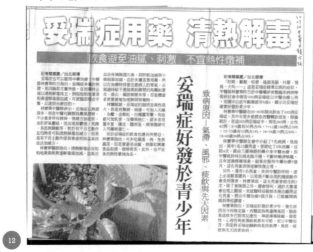

記者採訪中醫治療妥瑞氏症 2006/09/24

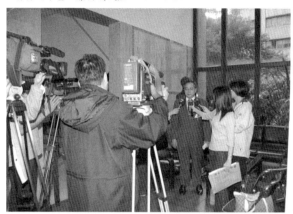

中視新聞2006/09/24

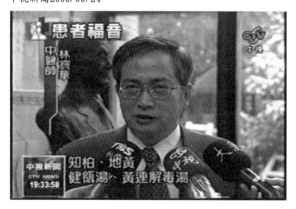

華視新聞2006/09/24

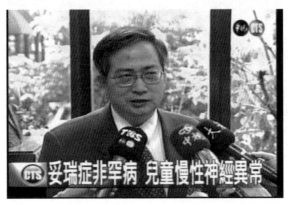

大愛電視新聞2006/09/24

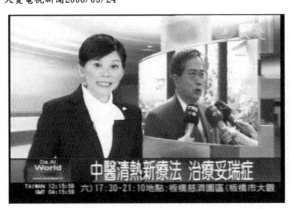

多巴胺的核醫影像

巴金森氏症病人的腦部核醫影像會顯示多巴胺減少，
妥瑞氏症病人的腦部核醫影像大多顯示多巴胺旺盛。

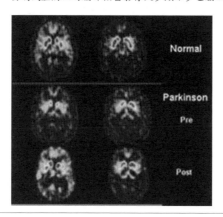

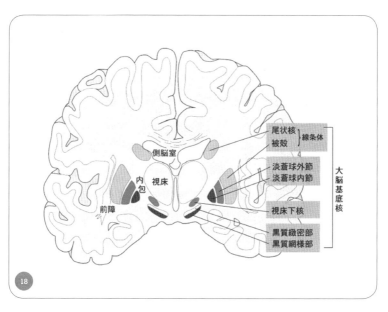

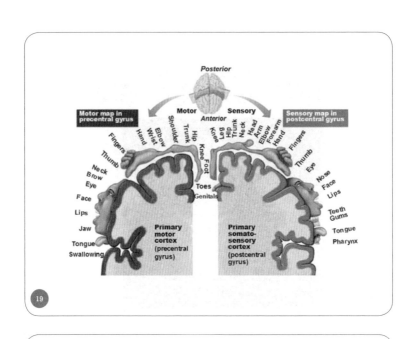

19

新北市中醫師假日進修醫術

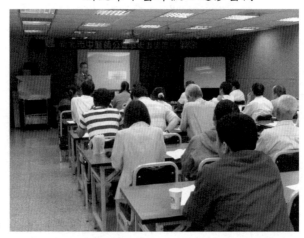

20

中西結合神經醫學會名譽理事長恩師
李政育教授序

　　病人同一個，醫無中西之分，只有現階段的解釋名詞異同，與用藥係單一化學結構式，或自然動、植、礦物的問題，與互相懂不懂彼此診斷治療、用藥的問題，懂了彼此的優缺點，互相截長補短，消除其副作用與不足，並戒斷某些臨床時間短、副作用大的中西藥，讓病情儘快穩定，並勿藥元詮，是當代中西醫師所面臨必要互相學習與溝通之處。病人的健康維護才是唯一的醫師工作目標。

　　尤其腦中樞神經主管全身功能的運作，身體任何一器官有疾病，絕對是腦子有問題的反射，縱然創傷性病變，或代謝性、中毒性疾病，久病亦入腦，因此中醫有「心」為君主之官的說法，此「心」為腦中樞。而內因七情（精神心理疾病）、外因六淫（感染與傳染性疾病）、不內外因的房室、起居、作息、衣著、飲食、創傷與藥物等，五因皆上入與上繫於腦，表現於外的是行為與行動、知覺、視覺、聽覺、觸覺、嗅覺……的障礙與失調或喪失，其中表現於異常動作與異常聲音的即為「妥瑞氏症」（Tourette Syndrome, Gilles de la Tourette, Syndrome）。

妥瑞氏症屬於椎體外系神經精神疾病，在「黃帝內經」與「傷寒雜病論」早有明載。在現實社會中的病患非常多，只是嚴重程度與有否表現出來而已，越是現代化緊張社會，越會發作此病，我曾在清朝王士雄醫案中見一醫案，提及一婦人，因發怪聲音如蛙鳴不絕，自以為因玩蝌蚪，不小心吞下一隻，在腹內長大，慢慢即發聲如蛙鳴，少食、不食，久治不癒，汪飲以藕粉之勾芡。於飲之時，乘其不注意，將藏於手中的青蛙於其眼前放出，病人看到青蛙自其口中跳出來，立即病好，這就是「妥瑞氏症」的行為治療方法。

林寶華醫師係中醫藥界的蘇老泉，行政能力沒話說，學問淵博，尤勤於神經精神疾病的研究與治療，極富心得，對中西醫結合治療的互相截長補短，西藥戒斷的中醫藥輔助，且將病人控制到連中藥皆戒斷的完全療法，其臨床治驗極多，且有極佳療效。目前將心得形諸文字，提供中西醫藥同道、與病人、病患家屬參考，以造福群眾。於付梓之前，命為作序文。竊思有如此佳好著作與治療方法，早就應該出版了。當然樂於向讀者推薦。敬此。祝

大家安康

李政育中醫師

敬上

中西結合神經醫學會名譽理事長恩師
林欣榮院長序

古人說：「頭者，精明之府，頭傾視深，精神將奪矣」，人類數千年前就知道，人的視覺、思考、語言、反應、精神、情緒等與腦功能有密切相關。

現代醫學的腦內科藥物、腦外科手術可以治療許多腦病，但是某些腦神經精神障礙疾病的治療仍有待突破困難。

名中醫師李政育教授治療腦神經疾病，遠近馳名，2003 年他邀請我發起創立中西結合神經醫學會，聘請許多優秀中西主治醫師做有系統的教學，期望會員研習中西腦神經醫學，融會貫通、提升醫術以救治各類腦病病人。

中西結合神經醫學會十多年來已有傑出成績，許多會員榮獲醫學專利、發表期刊；本書作者林寶華中醫師治療妥瑞氏症，國內外馳名，榮獲新北市市長頒獎，就是本會成就之一。

林寶華醫師數次央請我賜序，我很高興他再版此

書，提供他治療腦病的中醫治療經驗和思維，希望繼續
朝著安全、有效、沒有後遺症的療法，嘉惠病人。

　　樂為之序。

林欣榮醫師

中國醫藥大學北港附設醫院 院長

中西結合神經醫學會理事長恩師
蔣永孝教授序

　　大腦神經系統的構造很複雜，所產生的動作功能和認知功能是千變萬化。如果大腦功能發生障礙，在不同病人，其神經功能障礙和精神官能障礙也常常表現不同。

　　雖然大腦的內部分化精細，但是各系統的妥善整合卻能發揮最恰當的運作效率。如果病人的腦神經功能發生故障，醫生治療的步驟應先知道神經系統的哪個位置生病了？病因為何？醫生要研究其病史，並做理學檢查，先有個初步診斷；必要時，藉儀器檢驗來證實或修正先前的初步推斷，力求達到最正確的診斷，才給予病人最適當的治療或處置，促使病人完全恢復健康。

　　維護病人的健康永遠是醫生的天職，西醫綿密的醫療處置對腦神經功能障礙者的病情控制經常是立竿見影；但仍有大部分病人的療效尚待努力。也曾看到有些患者配合中醫師的治療，達到相輔相成的收穫。

　　林寶華醫師是我執教的中西醫結合神經醫學會教學課程學員，多年來努力向學，以其深厚之傳統中醫學術

根底，融會現代醫學腦神經障礙之病因、病理與治療機轉，嘗試突破腦神經醫學的困境，以解除妥瑞氏症病人的痛苦為己志，值得鼓勵。今日撰書說明其治療方式以供醫家、學者、病人參考，裨益衛生。數次誠懇索序於我，余嘉其志，並希望其能繼續研究以治療有效和安全的原則下如何治療病患，將累積經驗和心得再加入於續版書中。序以勉之。

臺北醫學大學附設醫院神經外科主任
蔣永孝

作者序

　　十年前編寫此書後，更多疑似妥瑞氏症（Tic, Tour-ette syndrome）的病人來診，目前已超過一千七百位 Tic 病人，很高興我能幫助大多數病人恢復健康，證實中藥的長期安全性和有效性。許多病家、醫事同道希望分享這些腦神經精神障礙疾病的治療經驗與思維，爰再版，未改第一版篇幅，內容增加《中醫治療腦神經精神障礙教學講義：妥瑞氏症亞斯伯格症強迫症巴金森氏症等腦神經精神障礙的中醫治療》，將師長教誨、專家研究、病家辛苦和我的治病心得鋪陳條列，希望以簡馭繁且能雅俗共賞。

　　中醫師在台灣的醫療工作是很富有挑戰性的，政府的醫療政策是中醫師用中藥、西醫師用西藥，不可混淆。因此，台灣的中醫師看診，要跟得上病人的快速療效需求，也要能承受社會的嚴苛檢驗。

　　隨著時代的進步，中醫師經常嘗試學習現代醫學的研究心得，運用於中醫的臨床診療，以便提供病人更好的治療效果。妥瑞氏症候群的中醫治療就是在這樣的機緣下產生的，希望有助於維護病人的健康。

自從一百多年前法國醫生提出難治病例以來，妥瑞氏症仍是現代醫學的難題。我認為西醫的困難癥結是，因妥瑞氏症候群病人會發作神經抽動症狀，也會兼有精神情緒障礙；若以神經內科西藥抑制病人的神經症狀，病人可能會增加新的精神情緒障礙；若以精神科西藥抑制病人的精神情緒障礙，病人的病情僅是暫時控制而已，會經常反覆出現其他神經病變。而中醫可以解決這個困難。

　　古來一學一藝之流傳，原不能無師承，有其學必有其師。感謝恩師卓播臣中醫師啟蒙，引入中醫藥從業行列；林昭庚教授開拓學海視野；李政育醫師授課提攜，承蒙不棄，臚列門牆；腦神經外科專家林欣榮院長、蔣永孝教授等許多中西名師諄諄教誨我等中西結合神經醫學會學員探索無涯醫學；精神科江漢光教授在診務教學之餘，將拙文詳細修正；恩師石岩校長提拔指正，讓本書能順利完稿付梓，衷心感謝。

　　傳統中醫治病經由辨明病人體質的虛、實、寒、熱等證型著手，再據以決定苦、寒、辛、熱等施治藥物，促進病人恢復健康。筆者治療妥瑞氏症仍是本此意旨，幫助病人在最短療程脫離苦海。

治療腦病既要消除症狀，且須力求病人沒有併發症；醫學日新月異，期盼優秀專家將來提出更簡單療法，救治苦難的腦神經精神障礙病人。

　　　　　　　　　　　　　　　林寶華　敬識
　　　　　　　　　　　　　　　2015 年 10 月

Abstract

Tourette Syndrome, Asperger, OCD, Parkinson's Disease treated with Chinese Medicine.

Author: Lin Pao-hua

Oct. 2015

In these recent 10 years, I have treated more than 1,700 patients who were diagnosed with Tics (Tourette syndrome), I am so glad to be able to help the majority of the Tourette's patients, and had discovered that Traditional Chinese Medicine: (1) Is able to cure Tourette's syndrome, (2) Offers safe and efficient treatments in the long run, (3) Helps to remove negative side effects caused by long term dosing of psychiatric drugs.

Tourette's patients usually suffered from a single disease, however many patients also suffered from two or more mixed diseases. Severe Tourette patients could have complications, suffering Autism (Asperger syndrome), Obsessive compulsive disorder, Attention Deficit Hyperactivity Disorder, Depression or Dystonia at the same time.

Based on traditional Chinese medicine theory, patient's syndrome of deficiency(虛), excess (實), cold (寒), heat (熱), stasis (瘀), dampness (濕), dryness (燥)、 wind (風) is first distinguished, then the prescription with appropriate proportion is decided. Or, a particular syndrome is to be treated first, and then followed by treating another syndrome. Of course, depending on individual complication, patients' health condition can be improved with additional medicines.

CONTENTS

CONTENTS

CONTENTS

CONTENTS

CONTENTS

CONTENTS

CONTENTS

CONTENTS

CONTENTS

CONTENTS

CONTENTS

CONTENTS

CONTENTS

CONTENTS

CONTENTS

CONTENTS

摘　要

🍄 一、臨床症候

㈠怪動作頻繁，不是小孩頑皮。這是西醫的「妥瑞氏症候群」，在古代中醫是「驚風」、「急驚」、「慢驚」症候；台灣民間閩南話則俗稱為「著猴症」。

㈡妥瑞氏症候群病人的神經症狀可能是源於腦部基底核多巴胺（Dopamine）的高反應性，或是突觸後多巴胺受體超敏所致，或是由於腦內 r-氨基丁酸（GABA）的抑制功能降低。導致無意識的一系列行為，或單一種症狀，或數種症狀併發，常見的行為如：「眨眼、皺額、咬唇、露齒、縮鼻、搖頭、點頭、聳肩、反覆咳聲、清嗓聲、晃頭、手抖、腳抖、足軟走路如欲傾倒、挺腹吸氣、扭腹（奔豚）。」

㈢妥瑞氏症候群病人出現的情緒和精神症狀，依據神經影像學發現是基底核和額葉皮質下之間的聯繫出現問題。可

能導致無意識的一系列行為，或單一種症狀，或數種症狀併發，常見的行為如：「翻白眼、怪相、吐舌、吐痰、地上翻滾、撞頭、敲桌子、自傷、傷人、砸物、模仿、穢語、聲語症（狂叫、狗吠聲、鳥叫聲、鴨叫聲、單字、詞）等。嚴重者有不可控制、無意識的一系列情緒狀態例如：「暴躁易怒、躁動、頂嘴、謾罵」。

　　㈣妥瑞氏症候群患者若合併他症常使病情更嚴重，增加病人和家長的困擾。例如合併躁動、強迫症、自閉症、憂鬱症、口腔黏膜潰破、幻覺、夢遊、尿床、頸椎滑脫移位、銅離子升高、傷害自己、反社會行為等。

　　㈤按臨床症狀和病程不同，妥瑞氏症候群常分為以下三類：

　　⑴一過性抽動障礙（transient tic disorder，又稱侷限性抽動症或兒童習慣性痙攣）。

　　⑵發聲或多種運動聯合抽動障礙（combined vocal and multipe motor tic disorder，即 TS）。

　　⑶慢性運動或發聲抽動障礙（chronic motor or vocal tic disorder）。

　　㈥妥瑞氏症候群發病率為 12%~24%，而 TS 的發病率為 0.07%；男女性發病之比為 3：1 到 4：1，年齡以 5~13 歲占多數，90%病人在 10 歲以前發病，病程長短不一。

　　㈦妥瑞氏症患者在初發作時的症狀各人不同。當症狀減

輕或消失一段時間後，又突然發作原來症狀或是新的症狀，往往在病人和醫生的意料之外。

　　㈧部分患者的初發症狀和一般疾病相似，常耽誤治療妥瑞氏症的黃金時期。例如連續咳嗽半年，甚至一年以上，而醫生卻治療無效。

　　㈨妥瑞氏症候群與遺傳因素有關，在雙胞胎不管是哪種抽動，其發病的一致率在單卵性為 77%，雙卵性為 23%；抽動穢語症（TS）則分別為 53% 和 8%。

　　㈩患有妥瑞氏症候群者，應注意銅離子是否正常，避免為肝豆狀核變性（Wilson's）病。

💀 二、中醫診療

　　㈠中醫治療腦神經的歷史可以追溯到四千多年前的黃帝內經「素問」、「靈樞」，宏觀論風、寒、暑、濕、燥、火、五臟、六腑之病變皆可以造成腦神經疾病，並述及藥物、針灸的療法；二千年前張仲景醫師闡述腦神經疾病的臨床證治，堪稱為妥瑞氏症候群的祖師爺；一千年前錢乙醫師繼續發揮兒科腦神經疾病的療法；三百年前的「醫宗金鑑」更詳細地描述腦神經症狀的「驚風八候」與治療。

　　㈡妥瑞氏症候群的症狀在三百年前的醫宗金鑑有很清楚的描述：「驚風八候為搐（肘臂伸縮）、搦（十指開合）、掣（肩頭相撲）、顫（手足動搖）、反（身仰向後）、引

（手若開弓）、竄（目直似怒）、視（睛露不活）」。

㈢中醫治療腦神經疾病的用藥法則有(1)清熱瀉下法，(2)溫中法，(3)重鎮熄風法，(4)和解法。

㈣「聲語症」是妥瑞氏症候群患者的特殊病症。由患者口中發出的穢語、狗叫聲、鳥叫聲、鴨叫聲和中文、英文的單字、詞等；都是病人曾經學過或聽過的，由潛意識叫出來；嚴重時每一或二秒即連續重覆，無意義的發出聲音。但是患者的思緒並未受到任何影響，當醫生問他問題後，患者能夠馬上回答，回答後仍繼續發出聲語。

㈤病人應增加天然食物營養，少食過於油膩、刺激、興奮性食品。也不宜食用熱性燉補食品。

㈥中醫師若能瞭解患者服用的西藥種類、劑量和已服用時間，會有助於判斷病人疾病的輕重程度，既避免被患者來診時的症狀所誤導，也有助於中藥的劑量選擇；必要時，可藉著西藥的遞減服用，共同在最短的時間內讓病人獲得最大改善。

㈦對病人的心理輔導，要以同理心去鼓勵病人達成健康的願望；讓家長瞭解孩子的腦神經功能發生障礙，並繼續教導小孩的生活常規；建議學校教師儘可能不中止病人的團體學習。

㈧妥瑞氏症和過動兒症都是常見於小孩的疾病，但是兩者病因不同、治法也不同。

㈨治療妥瑞氏症的神經症狀，病人的體能良好者可用知柏地黃湯或溫膽湯為主方；體能較差的孩子、或中、老年人可用抑肝散為主方。都可選加生牡礪、白殭蠶、全蠍、金蜈蚣、龍眼肉、赤芍、蒼朮等。

㈩治療妥瑞氏症精神症狀者，可用建瓴湯為主方，加白殭蠶、全蠍、金蜈蚣、龍眼肉、赤芍、蒼朮、淮山、梔子、知母。病人的體能較差、手足冰冷者加入養氣血、健脾胃藥。

㈠治療妥瑞氏症兼見躁動者，先治療其躁動症狀；可用建瓴湯和黃連解毒湯合方，加龍眼肉。病症減輕後，先減去黃柏，再減去黃連。胃口不好者要加強健脾胃藥；以病人保持每天解大便三次以上較快收效。待躁動症狀穩定後，依治療精神障礙方法繼續治療。

㈢妥瑞氏症兼見強迫症者，可用建瓴湯、知柏地黃湯、黃連解毒湯或溫膽湯為主方，虛證者可加入少量乾薑、製附子、玉桂、川七；待強迫症狀減輕後，依據治療妥瑞氏症方式繼續治療。並建議家長重新逐項教導病人的日常作息，以喚起病人在未發病前學會的動作順序。

☠ 三、預後

㈠輕度妥瑞氏症患者的學習不受影響，可能會自行痊癒；長大後的發展成就通常不受干擾。

㈡中度或重度的妥瑞氏症小孩可能併發情緒精神障礙，可能因擾亂課堂秩序，而影響其學校學習；長大後也可能影響工作和升遷，可能免服兵役，或有婚姻擇偶障礙。

☠ 四、討論

㈠中藥有穿過血腦屏障治療腦神經病的優勢

人類的大腦裏有無形的「血腦屏障」（blood-brain barrier）在保護重要的腦細胞，單一化學結構式的藥物是不能穿過血腦屏障的，這可能是西藥不能有效治療妥瑞氏症的主要原因。

中藥取之於大自然，較能穿過血腦屏障，去進行修正、治療病灶；因此服用天然中藥治療妥瑞氏症患者會較有機會恢復健康。

㈡家長不必背負「遺傳」原罪感

所謂的「遺傳疾病」在幾千年來，各個國家、種族，經過男女聯姻、世代交替、隔代遺傳、顯性遺傳和隱性遺傳後，大部分的遺傳疾病並沒有強力擴散，罹患的人口比率也沒有增加多少。這可以顯示基因可以因環境的改變、氣候的更迭、飲食的良窳和各國傳統醫學的醫療修正，有相當高的比率能阻斷或減低遺傳疾病的繼續傳遞。

　　因此，妥瑞氏症的父母對現代醫學「顯性遺傳、隱性遺傳」的說法，只要謹記在心，盡力使病童恢復健康；不必悶悶不樂、甚至於以淚洗面，擔心孩子未來的婚姻、子孫的健康。

㈢妥瑞氏症和過動兒、強迫症、自閉症是「一家親」嗎？

　　疾病的直系（世代）傳遞稱作「遺傳」，如果腦部的功能障礙出現旁系的不同病症，那應如何解讀呢？臨床上較嚴重的妥瑞氏症患者，經治療減輕後，常見有躁動不安或強迫性動作。再檢視家族性的妥瑞氏症、過動兒、強迫症、自閉症的橫向相關性，是否可將這些病症視為「腦部功能障礙之不同層面」？

　　直系的遺傳某一種腦神經功能障礙疾病，是大家所熟悉的；例如妥瑞氏症、強迫症、自閉症、過動兒。臨床上卻有同一個病人兼患妥瑞氏症和強迫症，或兼患妥瑞氏症和自閉症，或兼患妥瑞氏症、強迫症、自閉症。而這種病人常是先有一種腦神經功能障礙疾病，再增加另一種腦神經功能障礙疾病。病人發作不同病症的時間並不相同，有不曾服藥者，有服過西藥才發生者，也有服過中藥才發生者。

　　旁系的四等親以內的家族病人，也會出現不同的腦神經功能障礙疾病。例如可以出現妥瑞氏症和過動兒，也可以出現妥瑞氏症和強迫症等。

　　目前的醫學認知，常將直系的遺傳簡單化為單一腦神經功能障礙病症。令人好奇的是，同父同母的孩子，也可以出現不同的腦神經功能障礙病症，例如男孩是過動兒，女孩是妥瑞氏症。這是否顯示目前醫學研究腦神經的重心有些偏差，可能錯在「見樹不見林」？

　　關鍵字詞：急驚、慢驚、穢語。

　　附註：(1)箚：通「札」。(2)胕：音義同「膚」。

第一章　什麼是妥瑞氏症？

☗ 一、前言

怪動作頻繁，不是小孩頑皮。「著猴症」，這是台灣民間閩南話的稱呼。這病在古代中醫是歸類為「驚風」證候，現代也稱做抽動症（tic disorder）、妥瑞症候群（Tourette's syndrome），有些患者的病情卻比「急驚」症狀嚴重、時間比「慢驚」漫長。

幾千年來，中醫從未將此病附會為邪魔，在二十一世紀的今天，如果還有人對病患、家長說「你家祖墳風水不好」、「小孩名字犯沖」、「祖先無德，上天報應」、「被壞人、仇人下咒」或「邪魔附身」等驚聳言詞，別聽他瞎扯。

全世界的現代醫學通稱這種病為「妥瑞氏症候群」，世

界各國、各色人種、寒溫熱帶地區都有小孩罹患妥瑞氏症候群；這病是腦部的功能障礙，雖然醫學界知道有這種病，但是國際疾病分類（ICD-9-CM）目前仍未清楚列入。

妥瑞氏症候群是醫學的難題，發病的患者大多數是小孩子，正值學齡期，大部份不影響上學，只須面對同學戲謔時的心理調適；但有少部份被迫休學，嚴重者有聲語症、狂叫終日，穢語不斷。

如果將一個廣告詞的「肝」改成「腦」，詞意會更貼切。「腦若不好，人生是黑白的；腦部若好，人生才是彩色的。」不論妥瑞氏症患者所出現的眨眼、縮鼻、努嘴、搖頭晃腦、手腳抽動、挺腹吸氣、扭腹、搖臀、跺腳、踢腳等，各種不同部位的動作，病因都是腦神經功能障礙。

腦部是人類管理軀體的指揮中樞，若以外科手術處理妥瑞氏症候群患者腦部，效果難以預測，患者家長也不會接受；內科方面，近百年來的西藥療效仍不盡理想，常使部份患者的精神狀態顯得遲鈍，極少數患者服藥後的症狀未見減輕，稍有數日停藥則病情更為嚴重，於是病重藥增、藥重病增，陷入惡性循環的窘境。

顯性遺傳、隱性遺傳的說法造成病人的家長很大的心理壓力，妥瑞氏症候群的父母不必有這種「原罪感」。人類經過男女聯姻、世代交替、隔代遺傳、顯性遺傳和隱性遺傳後，所謂的「遺傳疾病」在幾千年來，並沒有增加多少。醫

學的成就被病人感謝是受之無愧的，因為，醫生治療遺傳性
疾病，有頗高的比率阻斷或減低其繼續傳遞。

　　在中醫辨證方面，妥瑞氏症患者大部份屬於熱症，少部
份有虛熱現象，嚴重患者常是陽亢躁狂症候。不少患者伴有
精神、情緒要素而肝氣鬱結，出現抑鬱感、焦躁、易怒、躁
動等症候。

　　中醫歷史文獻長達二、三千年，各種疾病的症狀描述也
有和今日妥瑞氏症候群相類似者。宋朝醫家錢乙（西元
1032～1113 年）曾論述小兒「目上竄」、「肝風則目連劄，
目熱則目直，心熱則搐」、「急驚為陽盛陰虛，熱極發
搐」；閻孝忠的小兒方論認為「急驚為有熱，慢驚為脾胃虛
損」。1742 年清朝編撰的醫宗金鑑論述「幼科驚風八候」為
搐、搦、掣、顫、反、引、竄、視，將腦神經病變的症狀描
述得淋漓盡致。

　　大部分的妥瑞氏症患者可以視為「急驚症」，少部分為
「慢驚症」。錢乙主張「急驚治以涼瀉，慢驚治以溫補」。
因此治療妥瑞氏症屬於神經症狀者可用清熱熄風藥，屬於精
神、情緒症狀者以重鎮理氣藥為主，躁狂熱盛者可以加入黃
連、礞石、大黃等清熱瀉下藥；虛熱證者以滋陰清補為主，
並加重補脾胃、益氣藥物。

　　妥瑞氏症候群僅屬神經障礙者較容易治療，若轉為情
緒、精神障礙者，較難治療。患者沒有服西藥者較容易治

療，患者已長期服神經內科或精神科西藥者在中醫的診斷、處方要一併考量，當然是較難治療。特別是曾經住院和輸注藥物的患者，中醫的治療期最久；既顯示這類患者是屬於病情嚴重者，中醫師也可推測患者的大腦已有相當程度受精神科藥物影響。

　　中醫處置要先使病人的妥瑞氏症狀逐漸減輕，患者能階段性戒停西藥；並避免西藥的「副作用」，家長、患者才會安心。當症狀不再出現，小孩恢復聰明伶俐、活潑可愛，才算是為患者解決了困難。

☠ 二、概說

　　(一)病名由來：古代中醫的「驚風」、「急驚」、「慢驚」症候，西醫則稱為「妥瑞氏症候群」。這是西元一八八五年，法國妥瑞醫生（Gilles de la Tourette）提出八個不同於其他運動神經異常的病例報告，表示這種病症不同於尋常疾病，治療很困難，此後被稱為「妥瑞氏症候群（Tourette's syndrome）」。

　　(二)神經症狀：這可能是源於腦部基底核多巴胺（Dopamine）的高反應性，導致慢性反覆出現半不自主的動作及聲語上的「tic」。一個接一個，或一個加一個，通常由簡單的動作開始而逐漸複雜[3-1][6]。

　　(三)情緒和精神症狀：神經影像學上也支持此症是基底核

和額葉皮質下之間的聯繫出現問題，常和過動症、強迫症、傷害自己、睡眠異常（如夢遊、尿床）、憂鬱症、反社會行為等行為或情緒異常並存[3-2][6]。屬於比較嚴重的患者症狀，會干擾課堂學習，甚至停止上學。

㈣少數妥瑞氏症候群患者發病一段時間後所出現的躁動、強迫症、憂鬱症、睡眠異常（如夢遊、尿床）等病症，是與妥瑞氏症結合的併發疾病？或是因為長時間服用精神藥物所誘發？這是有待研究的嚴肅問題。

㈤遺傳基因問題：妥瑞氏症候群目前仍存有諸多疑點，例如同一症狀在不同患者卻是輕重不同。大約有一至三成的病人有明顯的家族史，可是遺傳學家努力很多年，還是無法找到它的遺傳方式及基因所在[3-4][6]。

㈥社會的關懷：因為妥瑞氏症候群治療難度高，因此全世界許多國家都成立「妥瑞氏症協會」，以幫助處理問題，並減輕家長患者的心理壓力[3-4]。

㈦兒童時期發病：妥瑞氏症候群常在小孩時期發作，文獻記載，有一個嚴重的患者發病持續七十九年[6]。

㈧西醫的難題：自從發表妥瑞氏症候群後，經過一百二十年，西醫的治療效果仍是不理想，常用治療高血壓、巴金森氏病、精神科的藥物來治療這些患病的小孩，有些病人的症狀會有短暫改善，有些患者即使西藥吃了很久，病情仍然發作得很劇烈。

(九)中醫的優勢:「血腦屏障」是大腦先天性自我防衛的機制,中藥取之於大自然,能穿過血腦屏障,去修正腦神經障礙;因此中醫的繼續研究和患者願意服用中藥,會較有機會使妥瑞氏症患者恢復健康[1][26]。

(十)醫生診察應細心:妥瑞氏症候群患者在醫生初診時,可能會短暫控制其抽動,容易被醫生忽視病情。也可能因伴發的症狀(例如過敏鼻炎)而被誤診,因此醫生應區別主要症狀和次要症狀以明確瞭解疾病的性質。患病已久的患者症狀常較劇烈,醫生不要被嚇著[3][4-2]。

(十一)妥瑞氏症候群僅屬神經症狀者,即使抽動嚴重,仍屬較易治療;再轉化為情緒、精神症狀者,較難治療;恢復期也較慢。

☠ 三、臨床症狀

(一)症狀分類

1.神經症狀和組合:無意識的一系列行為,或單一種症狀,或數種症狀併發,常見的行為如「眨眼、皺額、咬唇、露齒、縮鼻、點頭、頭左右搖、頭前後晃、扭頸肌、聳肩、反覆咳聲、清嗓聲、手抖、腳抖、足軟走路如欲傾倒(可能是重症久服西藥有關)、挺腹吸氣、扭腹(奔豚)。」

2.精神症狀和組合:無意識的一系列行為,或單一種症

狀，或數種症狀併發，常見的行為如「翻白眼、怪相、吐舌、吐痰、地上翻滾、撞頭、敲桌子、自傷、傷人、砸物、模仿、視幻覺、聽幻覺、妄想、穢語、聲語症（狂叫、狗吠聲、鳥叫聲、鴨叫聲、單字、詞）等[6]。」

3.情緒障礙症狀和組合：係不可控制，亦無意識的一系列情緒狀態。例如「暴躁易怒、躁動、頂嘴、謾罵。」

4.症狀分類：按臨床症狀和病程不同，妥瑞氏症候群常分為以下三類[6-5]：

(1)一過性抽動障礙（transient tic disorder，又稱侷限性抽動症或兒童習慣性痙攣）：這是臨床上最常見的類型。主要表現為簡單性運動抽動，如眨眼、皺額、咬唇、露齒、縮鼻、搖頭、點頭、聳肩等不自主抽動；少數病例為簡單性發聲抽動，表現反覆咳聲、哼氣或清嗓聲等。

(2)發聲或多種運動聯合抽動障礙（combined vocal and multipe motor tic disorder，即 TS）：這是症狀複雜多樣、嚴重的類型。1825 年 Itard 首先描述一例病程持續達 79 年的 TS 患者的症狀，1885 年法國醫生（George Gilles de la Tourette）有系統地報告 8 例相似的病例，故以此命名。TS 臨床特徵為多部位、形式多種多樣的運動抽動，常從眼、面開始，爾後逐步發展到全身多部位肌肉抽動，可表現為簡單性運動如眨眼、擠眉、眼球轉動、做怪相、伸舌、轉頭、聳肩、挺腹、吸氣等。或表現為複雜性運動抽動，如衝動性觸摸別人或周

圍的物品，刺戳動作、踱腳、走路迴旋、下蹲、跪地，或反覆出現一系列連續無意義的動作。大多數病例同時出現或先後出現發聲抽動，表現為簡單性發聲如清嗓、咳嗽、鼻吸氣聲、哼氣或吠叫等；複雜性發聲如重複言語或字句、無聊的語調、重複刻板的穢語等。患者常伴有注意力不集中、多動、強迫動作、攻擊行為、自傷行為、學習困難和情緒改變，因而更加重患兒心理困擾和妨礙社會適應。此病病程緩慢進展，症狀可能起伏波動，新的症狀代替舊的症狀，嚴重程度不一。

(3)慢性運動或發聲抽動障礙（chronic motor or vocal tic disorder）：多見於成年人，它具有抽動障礙的特徵，但運動抽動和發聲抽動並不同時存在，而且症狀相對不變，可持續數年，甚至終生[6]。

5. 發病率：Shapiro（美國）認為抽動症的發病率為12%~24%，而TS的發病率為0.07%；男女性發病之比為3：1到4：1，年齡以5~13歲占多數，90%在10歲以前，病程長短不一。如長期持續，可成為慢性神經、精神障礙[6-5]。

6. 專心時症狀會暫時消失：妥瑞人專心於某一行為時，症狀常會暫時消失；熟睡、適量飲酒後或專注時，多半症狀會完全消失。後天環境的因素並不會引起妥瑞氏症候群，但在壓力、無聊、疲憊及興奮時會明顯加重發生頻率及強度[3]。

7.合併他症常更嚴重：若合併過動、學習異常、強迫症、傷害自己、睡眠異常、憂鬱症、情緒不穩、反社會行為等病症，不但不會因年長而減輕，反而更日趨嚴重[3]。

㈡初發症狀

妥瑞氏症在初發作時的症狀各人不同，治療困難。當症狀減輕或消失一段時間後，又突然發作原來症狀或是新的症狀，往往在病人和醫生的意料之外。

通常初發症狀和一般疾病容易混淆者常拖延治療的黃金時期。例如連續劇烈咳嗽半年，甚至一年以上，纏綿不癒。看診的醫生也只當咳嗽難以治療，患者也繼續更換醫生。完全沒有注意到患者在咳嗽症狀外，還有其他的小動作，如甩頭、手抖等腦神經障礙症狀所隱含的意義。例如筆者治療的A1 和最嚴重的 A26 患者，他們的初發作症狀都是長年的咳嗽，輾轉多醫診治，咳嗽卻依然劇烈。

清嗓音、流鼻水、縮鼻子、轉動嘴巴，這些是妥瑞氏症的初發症狀，但也是鼻炎的常見症狀[4-2]，醫生給予治療鼻子的藥卻始終無效。

其他的症狀比較具有特異性，因此家長和醫生就容易判斷那是妥瑞氏症。例如頻繁眨眼、皺額、咬唇、露齒、搖頭、點頭、聳肩、晃頭、手抖、腳抖、挺腹吸氣、扭腹、翻白眼、怪相等。

🍄 四、病因病機

㈠西醫病因病機

1. 遺傳因素：據許多調查資料顯示，抽動障礙與遺傳因素有關。在雙胞胎不管是哪種抽動，其發病的一致率在單卵性為77%，雙卵性為23%；抽動穢語症（TS）則分別為53%和 8%。抽動障礙患者的一、二級親屬中患有抽動症、抽動穢語症，以及其他精神疾病者亦較正常人多見。目前多數學者對抽動穢語症遺傳方式傾向於染色體顯性遺傳伴有不完全的外顯率。另外，依據美國妥瑞氏症協會（TSA，Tourette Syndrome Association）的歸納整理，遺傳可能是由帶有此基因的雙親（父親、母親或雙親都有）傳遞至後代子孫（也許是男性，亦可能是女性），且表現的方式及程度在不同代間會有不同的差異。如果父親或母親其中一人是妥瑞氏症基因的帶原者，則約有50%機會生出的小孩也有tic。重要的是，並不是擁有妥瑞氏症候群基因的小孩都會顯現妥瑞氏症候。

2. 神經生化因素：經神經體質與行為以及精神藥物作用機制的研究，提示抽動障礙與神經生化代謝改變有關。部分學者認為本症是由於紋狀體多巴胺（DA）活動過度或是突觸後多巴胺受體超敏所致；另有學者認為抽動障礙與去甲腎上腺素（NE）及 5 羟色胺（5-HT）功能失調有關，或是由於

腦內 r-氨基丁酸（GABA）的抑制功能降低，以致發生抽動。此外，近年來對內啡肽的研究表明，中樞神經系統DA、5-HT 以及 GABA 等多種神經體質的失調，可能是繼發於內源性鴉片系統功能障礙，故認為內啡肽在 TS 發病機制中具有重要影響。最近的研究還表明 TS 發病與基底神經節和邊緣系統特殊部位的異常發育有關，這些異常發育均在性激素的控制之下，並間接地受興奮性氨基酸（EAA）神經遞質的影響。由於患者存有基因缺陷，這種基因缺陷影響著與生殖行為有關的，促進基本運動、聲音、情緒的基底神經節和邊緣系統某些部位的發育過程，在腦發育早期，EAA間接影響性激素，造成上述部位的神經元數目的不適當增加及神經元突觸的過度衍生，從而使患者在幼兒期產生多發性抽動及穢語症狀。在正電子發射掃描（PET）顯示TS病人基底節葡萄糖利用率平均高出對照水平的 16%以上，提示 TS 患者還可能存有基底節部位代謝亢進。

3.器質性因素：抽動障礙可能於孕婦生產時的損害（產傷、窒息等）有關。TS 患者約 50%~60%腦電圖異常，主要出現慢波或棘波發放，但無特異性改變。

4.心理社會因素：兒童受到精神創傷、過度緊張等影響，可能誘發或加重抽動症狀。有人認為母孕期遭受某些刺激事件、妊娠頭 3 個月反應嚴重是導致子代發生抽動症的危險因素；出生後的刺激也增加有遺傳易感性個體的發病。

5.其它因素：感染疾病（如腦炎）、服用藥物（如中樞
興奮劑和抗精神病藥物）可能引起抽動障礙[6-5]。

㈡中醫病因

　　1.妥瑞氏症候群大約介於中醫二千年前所描述的驚風、
肝風與癇證症狀，且與三千年前的癲、狂、痙部分症狀類
似。抽動屬風，多因七情失調，飲食不節，或先天因素而造
成氣機逆亂，痰濁阻滯，肝風夾痰，筋脈失展所致。古籍素
問有「諸風掉眩，皆屬於肝」之訓，中醫常將此病機轉歸類
為「肝風」範疇，都是屬於腦部的疾病[2]。
　　2.中醫古籍之相關描述散見於各章書，醫宗金鑑是三百
年前的中醫各科綜合書籍，有一些類似的病症描述，譬如
「心藏神，心病故主驚也。肝屬木，肝病故主風也。若心熱
肝盛而觸驚受風，則風火相搏，必作驚風之症。」，「驚風
八候為搐（肘臂伸縮）、搦（十指開合）、掣（肩頭相
撲）、顫（手足動搖）、反（身仰向後）、引（手若開
弓）、竄（目直似怒）、視（睛露不活）」。又論「風因汗
出脫衣，腠理開張，風邪乘隙而入，發時目青面紅，手如數
物。」
　　3.中國中醫學者將妥瑞氏症候群的病因歸納為：
　　⑴氣滯：幼兒性情固執，以致木失條達，氣機不暢，鬱
結不展，久而化火生風，出現肢體抽動。

(2)風邪：五志化火或六淫引發以致風陽暴張，出現不自主動作，頻繁有力。或抽動日久，陰血內耗，水不涵木，致陰虛風動，筋脈攣急。

(3)痰飲：素體較胖或喜食肥甘而生痰，痰火上擾，矇蔽清竅故出現肢體搖動。

(4)先天因素：懷孕期間母受驚恐或情志失調，或因產傷導致胎兒受傷[6-5]。

(三)病理

妥瑞氏症候群患者的病理解剖報告很少。屍檢發現明確的腦病理變化是投射到蒼白球的紋狀體纖維內腦啡肽減少，導水管周圍灰質和中腦頂蓋可能也有病變。核磁共振（MRI）研究發現 TS 患者的雙側尾狀核、豆狀核的平均體積較正常對照組小，且雙側基底核不對稱；故推測這些部位的器質性損傷可能是 TS 的發病原因[6-5]。

☠ 五、基底核和額葉的功能

(一)動作的控制

人體肌肉動作的控制需要大腦皮質和腦幹、小腦及基底核的共同參與[18-1]。基本上，所有隨意的（Voluntary）動作都包含了大腦皮質的意識活動；大部分大腦皮質控制的活動

均包含低等腦區的活動，如脊髓、腦幹、基底核神經節和小腦；這些區域把特定的訊號傳給肌肉。但是，手指頭和手的一些極細微靈巧的動作是由大腦皮質和脊髓的前運動神經元直接傳導的。小腦及基底核兩者均無法獨力啟動肌肉之運作[18-2]。

　　基底核具有動作、認知和回饋的功能。回饋的功能如自己刻意買某種東西、嗜吃某種食物、性行為等，會因動作完成達到回饋而心理滿足；病態的回饋如酒癮、毒癮等也是。但是如果基底核功能障礙，並不會影響回饋功能，只影響動作和認知的功能。

(二)小腦的功能

　　小腦主要是負責運動過程中時間的控制以及迅速地由一個運動進行到下一個運動過程；它也負責調節肌肉群活動時，作用肌與拮抗肌彼此間的出力程度[18-2]。

　　小腦能規劃運動的活動過程，能監視並作出最正確的運動活動之調適。它接受來自腦部其他運動控制區域所預定使肌肉收縮的訊息，並使這些資訊不斷地更新，以符合時效。

　　此外，小腦本身亦接受來自身體週邊組織的訊息，以確實掌握在任何時刻的身體各部位狀況。例如它們的位置、移動的速率、施加於其上的壓力等資訊。

㈢基底核的功能

　　基底神經節〔basal ganglia〕這個解剖學的實體，實際上並無精確的定義[19]。此基底構造包含的範圍，原只為參與一部份運動機能的尾核〔caudate nucleus〕、豆狀核〔lenticular nucleus〕等，如今已被生理學者們大大地加以擴充。

　　1. 動作：基底核協助控制肌肉活動時之複雜模式，和肌肉運動時之強度、方向，以及許多連續或平行的動作，以達成某個特定的運動目標[18-3]。基底核接收來自皮質的訊號，再將訊號送回皮質。

　　2. 認知（尾核迴路）：「認知」是指大腦運用感覺訊息與記憶資訊的思考歷程。我們大部份的運動都是經過思考後所規劃出的結果，稱為「活動的認知控制」。尾核在活動的認知控制中扮演重要的角色。

　　舉個例子，當一個人看見一頭獅子正逐漸靠近，他立即且自動的行為反應包括(1)返身，(2)逃跑，(3)爬到樹上。若這人沒有認知功能，他不會有這些本能的動作，就無法快速地對情境作適當的反應。因此運動的認知控制在潛意識裏決定了運動的型態與執行的次序，藉以完成複雜的活動。

　　3. 控制運動的時序與強度：大腦對於動作控制的兩項重要能力是(1)決定動作表現的速度，(2)控制動作的程度。例如我們寫個「甲」字，可以寫得快或慢、大或小。但是，一旦

基底核失去功能，那這種控制速度和程度的能力便會變得很差。當然，基底核不能獨自行使這些功能，它必須和大腦皮質密切配合，尤其是大腦的後頂葉區，它是身體在空間上的協調及周遭環境間關係的主要重心。

4.運動的執行型態（皮殼迴路）：基底核的一項重要功能，便是與皮質脊髓系統共同控制複雜的運動活動。例如寫一封信，當基底核受到嚴重損傷時，運動形態便無法再保持如此順暢。取代的是一種潦草的字體，就像我們剛學字時的情況。

5.多巴胺的功能：基底核中特殊的神經傳導物質間的關係有：(1)多巴胺（Dopamine）由黑質傳至尾核及皮殼。(2)GABA（gamma-aminobutyric acid）由尾核及皮殼傳至蒼白球及黑質。(3)乙醯膽鹼（Acetylcholine）由皮質（Cortex）傳至尾核及皮殼。(4)由腦幹中許多不同的途徑分泌如正腎上腺素、Serotonin、Enkephalin 的傳導物質到基底核及腦部，這些傳導物質如果失常時，會引起一些疾病。

多巴胺（Dopamine）在大多數的腦部區域中也是一種抑制性的傳導物質，所以它也是一種穩定劑（Stabilizer）。乙醯膽鹼（Acetylcholine）則大多數是擔任興奮功能。

㈣額葉的功能

大腦是神經系統最主要的部分，從外側看，大腦被一條

很長的縱裂溝分成左右兩個半球，只有在中央深部有一大束橫走的纖維聯繫著兩個大腦半球，稱為「胼胝體」。正常成熟的大腦有許多皺褶，稱為「腦溝」或「腦裂」，凸出的腦實質則稱為「腦迴」。由於腦溝的區分，大腦分別為額葉、頂葉、枕葉、顳葉及腦島。

在外層厚度約 0.2~0.4 公分的腦灰質組織所形成稱為大腦皮質。在灰質底下，則主要是神經纖維所組成的腦白質。大腦額葉的功能包括：

1.動作區與動作前區：(1)發動與調整動作。(2)語言結構及通暢。

2.前額區：(1)動作反應及行為結構。(2)語言調整。(3)問題解決與判斷。(4)近期記憶。(5)眼球自主性轉動。

3.語言區：表達語言。

4.近眼區：主司社會行為及人格特質[18][4-1]。

六、妥瑞氏症的診斷標準

(一)一過性抽動障礙（抽動症）

1.通常多在兒童或少年期起病。

2.有不自主、重複、快速、無目的的單一或多部位肌群抽動，或單一的發聲。抽動可受意志克制數分鐘或數小時。

3.抽動症狀一天內出現多次，天天如此。至少持續兩週，但不超過一年。

4.排除小舞蹈症、肝豆狀核變性、癲癇性肌陣攣以及其它神經系統疾病引起的運動障礙。

㈡抽動穢語綜合徵（tourette 綜合徵）

1.起病於 21 歲以前，大多數在 2~15 歲之間。

2.主要表現為多種抽動動作和一種或多種不自主發聲，兩者出現於病程某些時候，但不一定同時存在。

3.抽動症狀一天反覆出現多次，幾乎天天如此，但在數週或數月內症狀的強度有變化，並能受意志克制數分鐘至數小時，病程至少持續一年，且在同一年之間症狀緩解不超過二個月以上。

4.不自主抽動和發聲，不能用其他疾病來解釋。

㈢慢性運動或發聲抽動障礙

1.符合抽動症所列 1、2、4 項診斷標準。

2.肌肉抽動或不自主發聲一天內出現多次，幾乎每天如此，或間歇性出現。強度一般不改變，病期超過一年[6]。

☗ 七、妥瑞氏症可以痊癒嗎？

您相信妥瑞氏症可以治癒、或自行痊癒嗎？

　　輕度的妥瑞氏症患者學習不受影響，長大後的發展成就不受干擾。中度或重度的妥瑞氏症患者則可能會影響其學校學習課程，擾亂課堂秩序，也可能併發情緒精神疾病；長大後也可能影響工作和陞遷，可能免服兵役，或有婚姻擇偶障礙。依症狀的程度可以做如此預測：

㈠輕症者可隨年齡增長而消失

　　由巴金森氏病常發病在中老年人觀察，表示人體多巴胺的分泌可能隨著年紀增加而遞減。這個推理是和醫學統計有三分之一患者在長大後自行痊癒的事實是相符的[3]。

㈡中、重症者經藥物治療而痊癒

　　嚴重的妥瑞氏症患者經治療到「未服藥物而只剩些許症狀」，這時的症狀是指一般人須仔細分辨才看得出「這孩子怪怪的」；則此妥瑞氏症也可能隨著年歲增長而消失。

　　也就是說，雖然理論上輕症的妥瑞氏症可以隨年歲增長而自癒，似乎就不必藥物治療；但是，事實上卻很難評估這小孩要等多少年會自行痊癒？例如，早在 1825 年 Itard 即描述一個發作妥瑞氏症長達七十九年的病例[6-5]。

　　而超過三分之二的患者可能因病情嚴重，或有併發症如強迫症、貝希氏症、注意力不集中之躁動等，而需藥物治療。這治療過程可能在幾個月或數年，治療到完全痊癒，或

治療到停藥數個月後之症狀屬於輕微程度，就有很大機會隨年歲增長而痊癒。

第二章　妥瑞氏症的鑑別診斷

🍄 一、症狀鑑別

㈠痙攣或抽搐

　　為陣發性急劇的肌肉收縮，可分為受累肌肉節律性收縮的陣攣性和受累肌肉作持續性收縮的強直性抽搐二種；前者可見於小兒驚厥或癲癇的陣攣期；後者見於癲癇的強直期。手足抽搐症時，有手、足部肌肉的強直性痙攣。破傷風時出現腹、胸、咽肌強直及痙攣，並以牙關緊閉和角弓反張為特徵。

㈡震顫

　　為兩組拮抗肌交替收縮所產生的不自主、有節律性或無

節律的抖動。如巴金森氏病為節律性較粗大震顫，於靜止時加強，活動時減弱，稱靜止性震顫。小腦病變時於主動動作時出現，動作終末尤加強無規律、振幅大的震顫，稱動作性震顫或意向性震顫。處於某種姿勢時出現的節律性、快速震顫，稱姿位性震顫，可見於甲狀腺功能亢進、特發性震顫、肝性腦病、肺性腦病等，前二者的震顫幅度較細小；後二者幅度較大，稱撲翼樣震顫。

㈢陣攣

肌陣攣性發作主要表現為一組或多群肌肉快速、短暫、不規則、反覆不自主的收縮運動。此種陣攣有部分為癲癇性發作，但部份不屬於癲癇發作。屬癲癇發作者之腦電圖有多棘波或多棘-慢波等癲癇樣放電。

㈣舞蹈症

多巴胺太多會導致舞蹈症[5~8]。舞蹈動作為肢體不規則、無節律、無定型、快速、粗大的、無目的的運動。常表現為擠眉弄眼，扭嘴努鼻，轉頸搖頭，聳肩抬臂，伸指握拳等[6~1]。

舞蹈症的病因有(1)遺傳性：杭廷頓（Huntington）氏舞蹈症、良性舞蹈症。(2)藥物引起：抗巴金森藥、口服避孕藥等。(3)毒物引起：酒精、一氧化碳中毒。(4)感染：西登哈姆

氏（Sydenham）舞蹈症、腦炎。(5)代謝性障礙：甲狀腺功能
亢進、低鈣血症。(6)免疫疾病：系統性紅斑性狼瘡、結節性
多發動脈炎等[5~2]。

👾 二、疾病鑑別

抽動障礙一般須與下列疾病鑑別。

㈠小舞蹈病（sydenham）

多見於兒童，但以舞蹈樣異常運動特徵，無發聲抽動，
屬於急性發作，與鏈球菌有關。其視丘、尾核及被殼出現壞
死性動脈炎[5~2]。杭廷頓氏舞蹈症（Huntington's disease）是
一種顯性遺傳病，發病年紀是在中年，常在 10 至 12 年內會
逐步導致死亡。男女雙親皆可遺傳。杭廷頓氏舞蹈症的病理
是紋狀體神經元損失，且向其他基底核的投射減少。此外，
額葉及頂葉皮質的深層神經元也會消失，皮質紋狀體投射因
而受了影響[5~2]。

㈡肝豆狀核變性（Wilson's 病）

由於銅藍蛋白（ceruloplasmin）合成障礙、膽道排泄障
礙、溶酶體缺陷和金屬巰蛋白基因或調節基因異常等所引起
的疾病。臨床上會出現神經、精神症狀與肝臟症狀。70%以
神經症狀為首發症狀，肝臟症狀次之。神經症狀包括震顫、

發音障礙與吞嚥困難、肌張力改變、癲癇發作。精神症狀包括智力減退、性格改變、易激動、抑鬱、狂躁、幻覺、妄想，或傷人自傷之行為。肝臟症狀包括急性肝功能衰竭、黃疸、腹水、肝腫大、脾臟腫大、貧血、肝昏迷等。銅離子會沉積在所有的器官內，特別是眼睛的德斯密（Descemet）氏膜內，形成黃棕色的 K-F（Kayser-Fleischer）色素環。患者血漿的銅藍蛋白偏低（少於 20%mg/dl），血漿未結合的銅離子升高，尿液含銅量升高[6-3][5~7]。

㈢過動症

　　注意力無法集中、坐立不安、小動作頻繁、精力過人的現象；並伴隨學習障礙，以及攻擊性行為，甚至引起意外事故，在班級中成為老師頭痛的學生。上課中突然起來走動，字寫得開開的，或部首顛倒不像一個字。背書背得很久，自己不能將功課如期寫完，總要大人在旁盯著，東西丟三落四、書包忘記背回家、粗心大意、經常意外受傷、愛插嘴、神遊、漫不經心。嚴重者，活動量特別大、粗魯、破壞力強、拆解玩具或傢具；除了睡覺，身體某部分永遠在運動，因此造成對別人不等程度的干擾[7]。

☣ 三、癲癇

　　筆者有一個妥瑞氏症孩子，十五歲，發病六年，在平常

日子、門診時，都有明顯的妥瑞氏症狀，兩手拘緊、四肢一起抖動，頭部快速後仰且晃動、牙咬緊、眼神呆滯、兩眼迷惘二至三秒，短暫靜默不語，家長用閩南語形容為「倒退嚕」；情緒衰頹、執拗。病人現在服用的西藥有一顆抗癲癇的藥（CARBAMAZEPINE C.R. 200M），父親在最近兩次的西醫門診詢問醫師，並未獲得明確的答案。很難判斷那是因為久服精神科藥物誘發的「附屬症狀」？抑是併發癲癇症？中醫治療就從減輕妥瑞氏症開始，當症狀緩和，西藥藥品調整和減量，答案就清楚了。

　　癲癇症常是疾病的一個症狀，而非本身是一種疾病。病因包括(1)病因不明（75%）。(2)頭部外傷（5%）。(3)血管疾病（5%）。(4)中樞神經系統感染（5%）。(5)先天性異常（4%）。(6)藥物及酒精（2%）。(7)缺氧（2%）。(8)腫瘤（2%）。另外，熱痙攣、難產、家族病史者，也較可能發作癲癇[5-6]。

　　癲癇是由腦部某些神經元突然過度的病態放電，所引起的腦功能短暫雜亂，常反覆發作的一種慢性腦疾病[6-2]。由於放電神經元的部位不同和擴散的範圍不同，臨床上可分為短暫的感覺障礙、肢體抽搐、意識喪失、行為障礙或自主神經功能異常等不同症狀，或數病兼患。

　　中醫古籍《黃帝內經》即記載「癲疾」（巓疾），當時即已分辨精神異常的癲、狂。癇疾是被包含在癲疾裏。隋、

唐以後，癲、狂、癇逐漸明確分為三個不同的病症。此後
「癇證」即指癲癇。宋朝嚴用和撰「濟生方」（西元 1253
年），論述癇病云：

> 「夫癲癇病者，考之諸方所說，名證不同，難
> 於備載。觀別錄有五癇之證，一曰馬癇，作馬嘶
> 鳴，應乎心。二曰羊癇，作羊叫聲，應乎脾。三曰
> 雞癇，作雞叫聲，應乎胃。四曰豬癇，作豬叫聲，
> 應乎腎。五曰牛癇，作牛吼聲，應乎肺。此五癇應
> 乎五畜，五畜應乎五臟者也。發則旋暈顛倒、口眼
> 相引、目睛上搖、手足搐搦、背脊強直、食頃乃
> 醒。原其所因，皆由驚動臟氣不平，鬱而生涎，閉
> 塞諸經，故有是證。或在母腹中受驚，或幼小受風
> 寒暑濕，或因飢飽失宜，逆於臟氣而得之者，各隨
> 所感，施以治法。」

現代醫學將原因不明的稱為原發性癲癇，發病年齡有二
個高峰，在 5 歲前後和青春期發病率較高，其家屬患病陽性
者明顯高於一般人。

繼發性癲癇是指由腦內外各種疾病所引起，例如因腦部
病變而起的腦積水、腦性癱瘓、細菌性發炎、病毒性發炎、
外傷、腫瘤、腦血管病、脫髓鞘疾病等；或是由全身性疾病

引起，如缺氧、急慢性腎功能衰竭、低血糖、心血管疾病、發熱驚厥等。

癲癇發作時會突然意識喪失、跌倒、全身抽搐、全身性肌肉強直、雙眼上翻、喉部痙攣、發出叫聲、口先強張而後突然牙關緊閉、頸部軀幹先屈曲而後反張、並逐漸全身震顫。

當全身肌肉痙攣與強直交替抽動，因胸部陣攣而口出白沫或血沫，也會大小便失禁，這種大發作的病人自發作至清醒約五到十分鐘。而小發作（失神發作）者僅有 5 秒到 30 秒。

☠ 四、巴金森氏症

素問通評虛實論：「邪氣盛則實，精氣奪則虛。」要瞭解百年來治療困難的妥瑞氏症，最好先認識大家較熟悉的巴金森氏症，由巴金森氏症的病人年齡、病理、治療方式，去反推妥瑞氏症會有些幫助。

巴金森氏症病人在初病時已是老年人、中年人，極少數是青年人，但是沒有小孩子。妥瑞氏症病人的初病者都是小孩，極少數是青年人，卻不會在中、老年時才初發作妥瑞氏症，這個事實正好印證傳統中醫的判斷：「小兒為純陽之體，其氣實。」「老人如歲末凋萎之樹，其氣虛。」兩者很容易對照。

　　如果這個立論成立，則應該是巴金森氏症老人正氣虛較
難治療，而妥瑞氏症小孩邪氣實較容易治療才是。因為救治
枯萎的老樹顯然較為困難，而剪裁茂盛小樹的枝椏應該較容
易才對。因此，若以傳統中醫的鎮肝熄風、清熱解毒的療
法，去和補養的療法作比較，則妥瑞氏症應該可以獲得有效
治癒。

　　另外，比較過動兒和妥瑞氏症的病人都是小孩，但是過
動兒病人的多巴胺生成卻比較少，兩者虛證與實證之分辨也
是清晰易懂。至於比較過動小兒和巴金森氏症老人的多巴胺
分泌都是比較少，但是兩者的表現症狀卻是截然不同。顯然
地，我們可以理解，多巴胺分泌的過剩或不足，絕對不是判
斷疾病的唯一依據。

　　過動兒、巴金森氏症、妥瑞氏症都各有病因病理作為辨
證論治的疾病因素的。

㈠巴金森氏症特徵

　　巴金森氏病（Parkinson's disease, PD）是一種原發性、
慢性、退化性神經疾病，巴金森氏病的化學病理首先表現為
黑質紋狀體選擇性的多巴胺生成減少，病人的尾狀核、殼核
及黑質的多巴胺含量可下降80%~90%。引起巴金森氏病的原
因很多，包括腦炎疾病後、藥物傷害、腦部血管的退化、神
經性毒物如除草劑，或重金屬傷害等。巴金森氏病的疾病特

徵有：

　　1. 體力或是身體協調功能下降。

　　2. 寫字不方便。

　　3. 手臂旋轉不良。

　　4. 跛足。

　　5. 肢體顫抖，身體前傾，漸成Ｃ字型。

　　6. 起身離椅困難。

　　7. 聲音軟弱。

　　8. 情趣降低，有憂鬱傾向。

　　9. 身體上或心理上的壓力。

㈡症狀分期

　　1. 第一期：僅單側肢體出現障礙。

　　2. 第二期：出現雙側和軀幹的障礙。

　　3. 第三期：勞動力喪失，仍有日常生活能力。

　　4. 第四期：行走不穩，舉步維艱，須人扶助，才能走動。

　　5. 第五期：末期，臥床，痰不能出、不能翻身、不能言語。但意識清楚，記憶力很好[24]。

㈢運動障礙

　　臨床上表現為靜止性震顫，肌張力增高，動作緩慢，姿

式反射障礙等症狀。包括肌僵直、體位不平衡、構音困難、寫字過小等表現：

　　1. 靜止性震顫：80%的巴金森氏病患者會出現靜止性震顫，初期震顫往往是不對稱的，頻率大約為每秒4~6次。震顫除了會累及手外，還會累及腿，腳，唇，舌，下頜和發音，四肢大關節較少受累，較少影響頭和頸。震顫可以部分受意識短暫控制，但過後可能出現加劇的趨勢。震顫以拇指、食指、中指為主，呈現明顯的「搓丸樣」動作。

　　2. 肌張力增高：肌僵直是協調肌與拮抗肌同時過度緊張的結果，有幾種典型的體徵：

　　⑴鉛管樣僵直：關節被動運動時，在每個方向和角度肌張力始終保持增高，檢查者也感到均勻的抵抗感。

　　⑵齒輪樣僵直：檢查時可感到肌張力增高引起的阻力似齒輪有斷斷續續的停頓感。

　　⑶路標現象：囑患者將雙肘放於桌上，使前臂與桌面垂直，盡量放鬆兩臂及腕部的肌肉，正常人的腕關節下垂與前臂形成90度夾角，而巴金森氏病患者由於腕部肌張力增高，腕關節或多或少的仍保持伸直位，很像鐵路上的路標。

　　⑷慌張步態：患者出現頭部前傾、軀幹俯屈、肘關節屈曲、前臂內收、髖關節膝關節屈曲的特殊姿勢，且由於重心前移，患者走路時會出現越走越快的「慌張步態」。

　　⑸肩背痛或腰痛：巴金森氏病患者由於肩胛帶肌和骨盆

帶肌的僵直，經常有患者出現肩背痛或腰痛。

　　3.運動減少：巴金森氏病的運動減少表現為自主自發性運動的減慢和隨意運動功能障礙。對嚴重的病患而言，即使是一件非常簡單的事，都要非常地集中精神。執行運動所需的心智努力已超過病患的能力範圍，令人感到非常痛苦。

　　⑴日常生活的各種動作減慢，如繫鞋帶鈕扣、穿脫衣服、患者上廁所及床上翻身等困難。

　　⑵面部肌肉運動減少，瞬目動作減少，沒有表情，稱撲克臉（mask-face）。

　　⑶可能出現吞咽困難、說話嗓音低啞、構音困難、重複性言語、口吃、呼吸不暢等。

　　⑷上肢的運動減少會表現為書寫困難、小寫症。

　　⑸行走時上肢的自然擺動減少。

　　⑹晚期的巴金森氏病患者常出現起步和轉彎困難。

　　4.巴金森氏病的憂鬱症狀嚴重者，可以達到診斷憂鬱症的程度，而且還可能出現譫妄、躁狂、偏執等精神錯亂的症狀[6-4][5-1]。

㈣中醫治療

　　雖然早期將巴金森氏病和妥瑞氏症的發病症狀都稱為「震顫抽搐」，但是事實上兩者是明顯的不同。治療方式大大不同。巴金森氏病的患者主要是中、老年人，筆者有一個

妥瑞氏症孩子的八十歲爺爺，在半年前還是打高爾夫球的高手，能夠走完八公里的十八洞，臉不紅、氣不喘；現在僅僅半年後，天天服用巴金森氏病西藥，走路靠拐杖，家人也要略為扶持，而醫院的磁振造影證實，腦部的小血管已快速萎縮，功能大幅退化。

中醫依據病因治療巴金森氏病，屬於身體自然老化者，其腦部小血管退化，造成養分、血氧的供應逐漸減低，腦部細胞功能慢慢萎縮。這種病人常歸類為脾陽虛、脾氣虛、肝血虛，給藥以甘溫益氣、健脾胃為主；若是嚴重虛弱或已久服西藥之病人，則增加補陽藥，熄風止顫藥。例如補陽還五湯，加乾薑、製附子、玉桂、黃芩、全蠍、金蜈蚣[25]。

☠ 五、過動兒

㈠過動兒定義

注意力缺陷過動症[11]（Attention Deficit Hyperactivity Disorder, 簡稱 ADHD，簡稱過動症），是指孩子在注意力、過動程度和衝動抑制方面達到一定程度的困難，且造成發展上的障礙，一般俗稱「過動兒」。

㈡判斷過動症的困難

過動症的臨床特徵：極度的坐立不安，持續性的過度活

動，專注力不佳、學習困難、容易衝動、魯莽輕率易於發生意外的傾向、叛逆、亂發脾氣、富攻擊性。這些孩子的情緒狀態時常變動，也常見憂鬱的心情。並有輕症的反社會行為，例如不聽話、亂發脾氣、攻擊行為等[23-2][11]。

　　但是，小孩子本來就是活蹦亂跳、活潑、頑皮、可愛，如何界定「過動症」？據統計，約有三分之一的兒童被他們的父母形容為活動力過強，而大概有五分之一的學童被學校老師形容為過動症。這些報告所含括的行為，其差異性太大。可能從正常孩子的興致高昂，到確實患有嚴重過動疾患的孩子。因此，如何畫條分界線，並做適當的診斷，常存在許多爭論。

(三)過動症表徵

　　1. 注意力缺陷，有持續專注的困難。

　　2. 有控制衝動的困難。

　　3. 動作太多的困擾。

　　4. 遵守指示的困難。

　　5. 表現不穩定。

　　6. 掌控時間困難。

　　7. 立即反應的能力受干擾。

㈣病理研究

　　許多科學研究明確的指出，腦部眼窩、額葉區，還有神經纖維和尾狀核紋狀體之間的通道聯結，以及更深的邊緣系統，與過動症的發展是有關的。患者大腦的多巴胺和正腎上腺素量不足，額葉的功能較低，服用興奮劑的藥物，可以暫時改善過動兒的行為。

1. 正子掃瞄實驗

　　在腦部的研究，亞倫‧薩麥特金（Alan Zametkin）博士使用正子放射斷層掃瞄（Positron emission tomography scan, PET-Scan），比較廿五位成年的患者和五十位非患者成年人的腦部活動。在實驗中，將放射性葡萄糖（也就是腦細胞用來當燃料的糖）注射到血流中，然後用正子放射斷層掃瞄照下腦部使用這些葡萄糖的情形。發現這些成人患者腦內的活動度較低，尤其是額葉區；但是當他們服用臨床上過動兒服用的藥物之後，這情形會暫時放善。

2. 腦部活動低

　　堪薩斯大學（University of Kansas）的卡爾‧席格（Karl Sieg）博士及其同事在 1993 年的報告中指出，比較十位過動症患者，和六位其他精神疾病患者後，發現此症患者顯著的額葉區新陳代謝較慢。這個研究顯示腦部活動低是過動症患者獨有的現象，其他精神疾病患者並沒有這現象。

3.藥物性傷害

除了先天性過動症，部分藥物的副作用也會造成腦部的傷害。藥物治療像痙攣、患有癲癇的孩子所服的藥物-phenobarbital和癲能停（dilantin），是為了降低腦部的活動，服用後患童可能會出現注意力不能集中和過動的問題。

尼古丁和酒精也會造成腦部某些區域的發展異常，而導致不專注、過動、衝動的行為。所以，媽媽懷孕時若抽煙、喝酒，生下過動兒的機率就會增加；而媽媽本身若是此症患者，機率就更高了。

㈤中醫治療

西醫常用興奮劑「利他能」（Ritalin）改善過動兒行為，中醫則以過動兒屬虛證為考量，辨證其為脾陽虛、肝血虛或腎陽虛。給藥例如補中益氣湯、聖愈湯、歸耆建中湯、十全大補湯、桂附腎氣丸，加龍眼肉。

筆者臨床上曾遇到一位年輕媽媽很辛苦，一個孩子是妥瑞氏症，另一個是過動兒；媽媽每天會有多忙祿，是可想而知了。

第三章　神經精神功能障礙的中醫文獻記載

一、中醫治療腦神經簡史

　　中國醫學的理論體系自黃帝開始奠立基礎，經四、五千年而歷久彌新。雖然在近三百年來西醫快速成為主流醫學，中醫的理論架構和治療方式在現代醫療保健仍然具有高度價值。

　　腦神經的病變會使人減低或失去「人是高等動物」的特質。中醫治療腦神經的歷史，可以追溯到四千多年前的黃帝內經「素問」和「靈樞」，書中論述風、寒、暑、濕、燥、火、五臟、六腑之病變皆可以造成腦神經疾病，並述及藥物、針灸的療法；在二千年前張仲景醫師進一步指導腦神經

疾病的臨床證治，堪稱為妥瑞氏症候群的祖師爺；一千年前
錢乙醫師繼續發揮兒科腦神經疾病的治療；三百年前的「醫
宗金鑑」更詳細地描述腦神經症狀的「驚風八候」與治療。
由此可知，中醫幾千年來都能有效治療妥瑞氏症候群。

　　西方醫學快速發展以來，現代中醫師以中醫為主體，吸
收西醫新知為中醫臨床運用，例如內分泌異常會影響腦神經
疾病，也會影響精神異常；從而開啟更寬廣的造福病人健康
大道。

表 3-1　中醫治療腦神經簡史

	時代	醫癒理念進展
1	黃帝	宏觀論腦神經病（六淫、臟腑）
2	張仲景	腦神經疾病臨床證治
3	錢乙	幼科腦神經病證治
4	醫宗金鑑	幼科驚風八候
5	衷中參西醫師	內分泌異常影響腦神經病

☠ 二、黃帝內經宏觀論腦神經

　　人體的神經功能受損，發作的症狀、部位不同，例如中
風。中風是重大疾病，快速又強烈的癱瘓一個人的神經功
能，不論貧、賤、富、貴，發病嚴重又延遲治療者，非死即

癱；因為，中風傷害腦部的神經、血管、意識的功能。古今中外，中風之發作症狀沒有不同；即使現代文明進步、醫學發達，罹患中風的病人仍然很多。有一個古代中醫治療中風的例子，南北朝時代醫生姚僧垣（西元 499~583）曾治療梁武帝，病發及時給藥，其「近程目標治言語中樞、中程目標治療視神經，遠程目標治療運動神經」之精準，令人嘆為觀止[22-4]。

「建德四年（575 年），梁武帝東討，至河陰，遇疾，口不能言。瞼垂覆目，不復瞻視，一足短縮不能行。僧垣以為諸臟俱病，不可並治，軍中之要，莫先於語。乃處方進藥，帝遂能言；次又治目，目疾便癒；末乃治足，足疾亦瘳。比至華州，帝已痊復。」

(一)中醫的根本大書

「經」者，常道也；有特殊價值而為人生所遵循的典籍為「經」。本草經、內經素問、內經靈樞為中醫之三部根本大書。上述三部醫籍，無論本草出於神農，素問、靈樞出於黃帝、岐伯之說，或出於著者之託古，或為史家之臆撰，然為中國最古之醫典，當無疑義[22-6]。

東漢張仲景的傷寒論自序曾云：「乃勤求古訓，博採眾方，撰用素問九卷、八十一難、陰陽大論、……」顯示這些經書在兩千年前就已存在。

　　中國藥劑，多用植物，土石昆蟲次之，故統稱本草。為
醪為液，主治百病。本草既發現可以治病，自然製有湯液。
相傳湯液始自伊尹，西周時代已普遍採用，是以本草方劑治
病為醫家不二法門。

　　素問論述世人病所由生也，靈樞論述世人病所由治也。
素問治兼諸法，說理之文多；靈樞專重鍼灸，故說術之文
多。然靈樞之論鍼刺，雖有與素問相反，但亦有雷同，而兩
書所言病理，大致相通。至於篇章結構，靈樞頗具條理，與
素問之混然無序者不同，故學者認為靈樞較晚出。

㈡神農創「藥經」、黃帝訂「醫經」「鍼灸經」

1. 神農本草經

　　傳說神農氏嚐百草，著作「神農本草經」。或謂此書在
漢朝太初以後始成書，然由來已久，書為最舊，實難判定創
於何時。本草分為上中下三品：上品一百二十種為君，主養
命以應天，無毒，多服久服不傷人。中品一百二十種為臣，
主養性以應人，無毒，縱有微毒，斟酌得宜，療病之功稍
深。下品一百二十五種為佐使，主治病以應地，多毒，不可
久服，欲除寒熱邪氣、破積聚、愈疾者本下經[22-1]。

　　晉朝葛洪（西元 261~341）乃道家之醫，編有「肘後
方」，有方無論，然名方藉之以傳，為第一部方藥之專集。
梁陶宏景（西元 456~536）增修為「本草經集註」。比神農

本草，增補一倍，而訂定藥湯、丸、散、分兩、炮、熬、炙、洗之法則，共為成準，實有功於藥學也^(22~7)。

2.素問

黃帝內經素問由問答以論釋醫理而屬於實驗者，依其綱目可分為六類：(1)臟腑生理(2)病源(3)病證(4)脈候(5)證治(6)鍼刺。

東漢張機之「傷寒」、「金匱」，則集素問、靈樞、難經及伊尹湯液經之大成，從六經治病，專以外感為法，啟千載師承，故人以醫聖尊之。

由魏晉以迄隋唐，為醫學繼述補闕時期。晉朝王叔和（西元 210~285），編次傷寒論，為仲景功臣。叔和並撰有脈經，為論脈學首作。

3.靈樞

傳說伏羲氏「製九針」，發明鍼灸以治病。鍼砭之治病，淵源最久。原始民族社會之療病，或信巫術，或用刺血。中國在湯液發明之前，以刺治病，刺則用砭，此為最古之原始醫法。醫既用鍼砭，進而至用灸，已躋於最精妙之術，故曰「鑱石鍼灸治其外」。自湯液發明，鍼砭乃為輔治之法，用療奇經之病，補藥劑之力所不逮也。

黃帝內經靈樞八十一篇，除闡明臟腑、骨脈、經絡、營衛、陰陽及推論病理外，通編要旨在論鍼刺，假黃帝與歧伯問答，暢言用鍼之法，此乃中國鍼刺學之要典。其大旨可分

為如下六點：(1)用鍼(2)刺法(3)取穴(4)鍼技(5)證治(6)刺禁。

晉朝皇甫謐（西元 215~282）取素問、黃帝鍼經、明堂孔穴鍼灸治要三部書，撮其精要，附以治驗，撰為鍼灸經或稱黃帝甲乙經十二卷，此為繼靈樞而為言針灸最詳之書。

㈢大氣臟脈損傷腦神經

黃帝內經對人體神經功能障礙的論述很多，例如[9]：

1. 濕病傷腦神經

素問生氣通天論第三：「因于濕，首如裹，濕熱不攘，大筋緛短，小筋馳長。緛短為拘，馳長為痿。」、「秋傷於濕，上逆而咳，發為痿厥。」

2. 燥病傷腦神經

素問生氣通天論第三：「味過于辛，筋脈沮弛，精神乃殃。」

素問五臟生成論第十：「是故多食鹹，則脈凝泣而變色；多食苦，則皮槁而毛拔；多食辛，則筋急而爪枯；多食酸，則肉胝皺而唇揭；多食甘，則骨痛而髮落；此五味之所傷也。」

3. 寒病傷腦神經

素問金匱真言論第四：「故春善病鼽衄，仲夏善病胸脇，長夏善病洞泄寒中，秋善病風瘧，冬善痺厥。」

4.寒熱共傷腦神經

素問陰陽應象大論第五：「寒傷形，熱傷氣。氣傷痛，形傷腫。故先痛而後腫者氣傷形也，先腫而後痛者形傷氣也。」

5.太陽脈絕傷腦神經

素問診要經終論第十六：「帝曰：願聞十二經脈之終奈何？岐伯曰：太陽之脈，其終也戴眼，反折瘛瘲，其色白，絕汗乃出，出則死矣。」

6.少陽脈絕傷腦神經

素問診要經終論第十六：「少陽終者，耳聾、百節皆縱，目䁝絕系。絕系一日半死，其死也色先青，白乃死矣。」

7.厥陰脈絕傷腦神經

素問診要經終論第十六：「厥陰終者，中熱溢乾，善溺、心煩、甚則舌卷，卵上縮而終矣。」

8.脾病太過與不及傷腦神經

素問玉機真臟論第十九云：「帝曰：夫子言脾為孤臟，中央以灌四傍，其太過與不及，其病皆何如？岐伯曰：太過則令人四支不舉，其不及則令人九竅不通，名曰重強。」

素問臟氣法時論第二十二：「脾病者，身重，善飢肉痿，足不收行，善瘛，腳下痛。虛則腹滿，腸鳴飧泄，食不化。」

9. 腎傳心之病傷腦神經

素問玉機真臟論第十九：「腎傳之心，病筋脈相引而急，病名曰瘛。當此之時，可灸、可藥。」

☠ 三、黃帝內經論精神神經障礙

㈠狂（躁）症

1. 狂症者視幻覺、耳幻聽、精神分裂

靈樞癲狂第二十二云：「狂，目妄見，耳妄聞，善呼者，少氣之所生也；治之取手太陽、太陰、陽明、足太陰、頭、兩頰。」、

「狂者多食，善見鬼神，善笑而不發於外者，得之有所大喜，治之取足太陰，太陽，陽明，後取手太陰，太陽，陽明。」、「少臥不飢，自高賢也，自誇智也，自尊貴也，善罵詈，日夜不休」。

2. 狂病為陽盛

中醫在兩、三千年前對癲狂病已經認為是一種身體不正常的反應，並沒有輕率地視為鬼神附身[17-1]。素問陽明脈解論第三十云：「帝曰：病甚則棄衣而走，登高而歌，或至不食數日，逾垣上屋，所上之處，皆非其素所能也，病反能者何也？岐伯曰：四肢者諸陽之本也。陽盛則四肢實，實則能登高也。」、「帝曰：其棄衣而走者何也？岐伯曰：熱盛於

身，故棄衣欲走也。」、「帝曰：其妄言罵詈，不避親疏而歌者何也？岐伯曰：陽盛則使人妄言罵詈，不避親疏而欲食，不欲食故妄走也。」

3. 狂症因大腸吸引過度而腦病變

「陽明證」在中國醫學中常用來代表消化系統的疾病，在當時所出現的癲狂病中，與陽明有關的精神病必定是兼有消化系統的異常症狀，為「躁病」及「妄想症」之反應。其中以口渴異常，腹滿便秘等情形為最多。

4. 狂因心病、治以重鎮藥

素問病能論第四十六：「帝曰：有病怒狂者，此病安生？岐伯曰：生於陽也。帝曰：陽何以使人狂？岐伯曰：陽氣者，因暴折而難決，故善怒也，病名曰陽厥。帝曰：何以知之？岐伯曰：陽明者常動，巨陽少陽不動，不動而動，大疾，此其候也。帝曰：治之奈何？岐伯曰：奪其食即已。夫食入於陰，長氣於陽，故奪其食即已。使之服以生鐵落為飲，夫生鐵落者，下氣疾也。」

㈡癲（鬱）症

1. 重陰者癲，初起悶悶不樂

靈樞癲狂病第二十二云：「癲疾始生，先不樂，頭重痛，視舉目赤，甚作極已，而煩心，候之於顏。取手太陽、陽明、太陰，血變為止。」

　　2.癲症因母孕驚嚇，情緒或內分泌對胎兒有不良影響

　　素問奇病論第四十七云：「帝曰：人生而有為癲疾者，病名曰何？安所得之？」歧伯曰：「病名為胎病，此得之在母腹中時，其母有所大驚，氣上而不下，精氣並居，故令子發為癲疾也。」

　　3.狂癲（躁鬱）症，先見悲哀、憂愁，繼而發作狂病

　　靈樞癲狂病第二十二云：「狂始生，先自悲也，喜忘，苦怒，善恐者得之憂飢，治之取手太陽、陽明，血變而止，及取足太陰、陽明。

　　狂始發，少臥不飢，自高賢也，自辯智也，自尊貴也，善罵詈，日夜不休，治之取手陽明、太陽、太陰、舌下、少陰。視之盛者，皆取之；不盛，釋之也。」

㈢精神障礙病因

1.五氣傷則病

　　素問陰陽應象大論第五云：「天有四時五行以生長收藏，以生寒暑燥濕風。人有五臟化五氣，以生喜怒悲憂恐。故喜怒傷氣，寒暑傷形。」、

　　「喜怒不節，寒暑過度，生乃不固。」

2.下虛上實則病狂癲疾

　　素問脈解論第四十九：「所謂甚則狂癲疾者，陽盡在上而陰氣從下，下虛上實，故狂癲疾也。」

3. 寒病傷腦

素問生氣通天論第三：「因于寒，欲如運樞，起居如驚，神氣乃浮。」

4. 暑病傷腦

素問生氣通天論第三：「因於暑汗，煩則喘喝，靜則多言。」

5. 五臟盛衰影響腦控制功能

素問脈要精微論第十七：「五臟者，中之守也。中盛臟滿氣盛傷恐者，聲如從室中言，是中氣之濕也。言而微，終日乃復言者，此奪氣也。衣被不歛，言語善惡，不避親疏者，此神明之亂也。倉廩不藏者，是門戶不要也。水泉不止者，是膀胱不藏也。得守者生，失守者死。」

6. 肝病傷腦

素問臟氣法時論第二十二：「肝病者，兩脇下痛引少腹，令人善怒。虛則目䀮䀮無所見，耳無所聞，善恐，如人將捕之。」

7. 肝風火炎傷腦

素問至真要大論第七十四云：「帝曰：願聞病機何如？岐伯曰：諸風掉眩，皆屬於肝；諸寒收引，皆屬於腎；諸氣膹鬱，皆屬於肺；諸濕腫滿，皆屬於脾；諸熱瞀瘛，皆屬於火；諸痛癢瘡，皆屬於心；諸厥固泄，皆屬於下；諸痿喘嘔，皆屬於上；諸禁鼓慄，如喪神守，皆屬於火；諸痙項

強，皆屬於濕；諸逆沖上，皆屬於火；諸脹腹大，皆屬於
熱；諸燥狂越，皆屬於火；諸暴強直，皆屬於風；諸病有
聲，鼓之如鼓，皆屬於熱；諸病胕腫，疼酸驚駭，皆屬於
火；諸轉反戾，水液渾濁，皆屬於熱；諸病水液，澄徹清
冷，皆屬於寒；諸嘔吐酸，暴注下迫，皆屬於熱。」

　　8.消化系統病傷腦

　　手足陽明經脈，都是挾口入于目，故其（胃）氣絕時，
則口目顫動而牽引歪斜：

　　素問診要經終論篇第十六云：「陽明終者，口目動作，
善驚。妄言、色黃。其上下經盛，不仁則終矣。」

㈣精神養生之道

　　精神安形以養生：「天生陰陽，寒暑燥濕，四時之化，
萬物之變，莫不為利，莫不為害。人察陰陽之宜，辨萬物之
利以便生，故精神安乎形，而年壽得長焉。長也者，非短而
續之也，畢其數也；畢數之務，在乎去害。何謂去害？大
甘、大酸、大苦、大辛、大鹹，五者充形則生害矣。大喜、
大怒、大憂、大恐、大哀，五者接神則生害矣。大寒、大
熱、大燥、大濕、大風、大霖、大霧，七者動精則生害也。」

☠ 四、醫聖張仲景是治療妥瑞氏症的祖師

　　張仲景（西元 150～219 年），名機，他是東漢末年，

河南省南陽市人。自隋唐以後，張仲景的著作即遠播海外，在世界醫學界享有盛譽，被譽為「醫聖」，他的著作是研究中醫者必讀的書。

《傷寒雜病論》發揮了中國醫學「辨證論治」原則，奠定中醫治療學的基礎。此書包括「傷寒」和「雜病」兩部分，「傷寒」即現在之《傷寒論》；「雜病」即《金匱要略》。

《傷寒論》辨證論治的基本原則，可歸結為「八綱辨證」和「六經論治」，再採用八法（汗、吐、下、和、溫、清、補、消）治療疾病。

「八綱」是陰、陽、表、裏、寒、熱、虛、實，是運用四診（望、聞、問、切）分析和檢查疾病的部位、性質而歸納。

「六經」就是三陽經（太陽經、陽明經、少陽經）和三陰經（太陰經、少陰經、厥陰經），淵源於《黃帝內經》，是臟腑經絡學說在臨床上的具體運用。

《金匱要略》內容以內科雜病為主，兼及外科、婦科等。書中運用《內經》的陰陽五行、臟腑經絡學說，並作為辨證論治的理論依據；診斷方面，不僅綜合運用四診，也深入論及舌診和脈診。

㈠神經症狀

　　1.身瞤動振振欲擗地之神經障礙因亡陽者以溫熱藥治之

　　「太陽病，發汗，汗出不解，其人仍發熱、心下悸、頭眩，身瞤動、振振欲擗地者，真武湯主之。」

　　2.咽中如有炙臠則降逆宣氣

　　「仲景金匱要略註婦人雜病脈證」云：「婦人咽中如有炙臠，半夏厚朴湯主之。」（「咽中如有炙臠，謂咽中有痰涎如同炙肉，咯之不出，嚥之不下者，即今之梅核氣病也。此病得於七情鬱氣，凝涎而生。故用半夏、厚朴、生薑，辛以散結，苦以降逆；茯苓佐半夏以利飲行涎，紫蘇芳香以宣通鬱氣，俾氣舒涎去，病自愈矣。此證男子亦有，不獨婦人也。」）

　　3.奔豚病瀉腎而補心

　　「仲景金匱要略註奔豚氣病脈證」云：「奔豚病從少腹起，上衝咽喉，發作欲死，復還止，皆從驚恐得之。」（「奔豚者，腎病也。以其病從少腹上衝咽喉，有如豚竄奔突之狀，故名之也。發作則腎氣上乘於心而欲死，作已則氣衰復還於腎而止。故其病雖有微甚不同，然必皆從驚恐得之。蓋驚傷心，恐傷腎，兩藏交病也。水能勝火，腎上凌心，故治法宜瀉腎而補心也。」）

　　4.奔豚重症則外袪寒邪，內伐腎邪

　　「仲景金匱要略註奔豚氣病脈證」云：「發汗後，燒鍼

令其汗，針處被寒核起而赤者，必發奔豚。氣從少腹上至心，灸其核上各一壯，與桂枝加桂湯主之。」

5.奔豚輕症則從心調血散逆

「仲景金匱要略註奔豚氣病脈證」云：「奔豚，氣上衝胸，腹痛，往來寒熱，奔豚湯主之。」

6.汗後臍下悸宜補火土伐水邪

「仲景金匱要略註奔豚氣病脈證」云：「發汗後臍下悸者，欲作奔豚，茯苓桂枝甘草大棗湯主之。」

7.剛痙柔痙皆是風邪乘虛入太陽經

「仲景金匱要略註」云：「病者身熱足寒，頸項強急，惡寒時頭熱，面赤目赤，獨頭動搖，卒口噤，背反張者，痙病也。」有汗為柔痙，無汗為剛痙。若因產後去血過多或傷寒發汗過多者為內因；因潰瘍破傷或狗咬者為外因。皆風邪乘虛入太陽經也。

㈡精神症狀

1.清熱瀉下法

(1)陽明病讝語治以清瀉法：

「陽明病，讝語、發潮熱、脈滑而疾者，小承氣湯主之。……」

(2)獨語如見鬼狀、不識人、循衣摸床、惕而不安、微喘直視治以清瀉法：

「傷寒若吐、若下後不解，不大便五、六日，上至十餘日，日晡所發潮熱，不惡寒，獨語如見鬼狀。若劇者，發則不識人，循衣摸床，惕而不安，微喘直視，脈滑者生，濇者死。微者，但發熱讝語者，大承氣湯主之。若一服利，則止後服。」

(3)躁、心憒憒、讝語、怵惕、不得眠之治療：

「陽明病，脈浮而緊，咽燥口苦，腹滿而喘，發熱汗出，不惡寒反惡熱，身重。若發汗則躁，心憒憒，反讝語；若加溫針，必怵惕煩躁不得眠，若下之，則胃中空虛，客氣動膈，心中懊憹，舌上胎者，梔子豉湯主之。若渴欲飲水，口乾舌燥者，白虎加人參湯主之。若脈浮發熱，渴欲飲水，小便不利者，豬苓湯主之。陽明病，汗出多而渴者，不可與豬苓湯，以汗多胃中燥，豬苓湯復利其小便故也。」

(4)讝語採針灸瀉法：

「陽明病，下血讝語者，此為熱入血室，但頭汗出者，刺期門，隨其實而瀉之，濈然汗出則癒。」

(5)陽明病讝語治以清瀉法：

「陽明病，其人多汗，以津液外出，胃中燥，大便必硬，硬則讝語，小承氣湯主之。」

(6)胃家實讝語治以清瀉法：

「汗出讝語者，以有燥屎在胃中……下之癒，宜大承氣湯。」

(7)陽明病譫語之精神障礙治以清瀉法：

「陽明病，譫語有潮熱，反不能食者，胃中必有燥屎五、六枚也，宜大承氣湯主之……。」

(8)譫語治以清瀉法：

「下利譫語者，有燥屎也，宜小承氣湯。」

(9)讝語治以清瀉法：

「傷寒十三日不解，過經讝語者，以有熱也，當以湯下之。若小便利者，大便當硬，而反下利，脈調和者，知醫以丸藥下之，非其治也。若自下利者，脈當微厥，今反和者，此為內實也，調胃承氣湯主之。」

(10)二陽併病讝語治以清瀉法：

「二陽併病，太陽證罷，但發潮熱，手足漐漐汗出，大便難而讝語者，下之則癒，宜大承氣湯。」

2. 溫中法

(1)厥逆、陽明內結、讝語之虛寒症治以甘草乾薑湯：

「……證象陽旦，按法治之而增劇……。厥逆、咽中乾、煩躁、陽明內結、讝語煩亂，更飲甘草乾薑湯……。」

(2)亡陽、讝語治以柴胡桂枝湯：

「發汗多，亡陽讝語者，不可下，與柴胡桂枝湯和其榮衛，以通津液後自癒。」

3. 重鎮熄風法

(1)煩驚讝語治以重鎮法（澀劑，劑可去脫，龍骨牡蠣之

屬）：

「傷寒八、九日，下之，胸滿煩驚、小便不利、讝語、一身盡重、不可轉側者，柴胡加龍骨牡蠣湯主之。」

(2)亡陽、驚狂、起臥不安治以重鎮法：

「傷寒脈浮，醫以火逼劫之，亡陽，必驚狂，起臥不安者，桂枝去芍藥加蜀漆龍骨牡蠣救逆湯主之。」

4.和解法

(1)默默不欲飲食、心煩：

「傷寒五、六日，中風，往來寒熱，胸脇苦滿，默默不欲飲食，心煩喜嘔，或胸中煩而不嘔、或渴、或腹中痛，或脇下痞硬，或心下悸，小便不利，或不渴，身有微熱，或咳者，小柴胡湯主之。」

(2)藏躁，喜悲傷、欲哭、數欠伸，補脾益氣用甘麥大棗湯：

金匱要略：「婦人藏躁，喜悲傷、欲哭，象如神靈所作，數欠伸，甘麥大棗湯主之。」（「藏，心藏也。心靜則神藏，若為七情所傷，則心不得靜，而神躁擾不寧也，故喜悲傷欲哭，是神不能主情也。象如神靈所憑，是心不能神明也，即今之失志、癲病也。數欠伸，喝欠，頓悶，肝之病也，母能令子實，故證及也。」）

㈢神經兼精神障礙

1. 口不仁、遺尿之神經障礙，兼讝語之精神障礙

陽合病，腹滿身重、難以轉側，口不仁、面垢、讝語、遺尿，發汗則讝語，下之則額上生汗，手足逆冷，若自汗出者，白虎湯主之。」

2. 腳攣急而厥之虛寒神經障礙以溫中法治之；胃家裏實讝語之精神障礙以清瀉法治之

「傷寒脈浮，自汗出，小便數，心煩，微惡寒，腳攣急，反與桂枝湯，欲攻其表，此誤也，得之便厥。咽中乾，煩躁吐逆者，作甘草乾薑湯與之，以復其陽，……若胃氣不和，讝語者，少與調胃承氣湯……。」

3. 脛拘急以溫中、和陰法治之；讝語因胃家實者以清瀉法治之

「證象陽旦，按法治之而增劇，……厥逆、咽中乾、煩躁、陽明內結、讝語煩亂、更飲甘草乾薑湯，夜半陽氣還，兩足當熱，脛尚微拘急，重與芍藥甘草湯。爾乃脛伸，以承氣湯微溏，則止其讝語，……」

☠ 五、宋朝錢乙治療腦神經精神病

錢乙（西元 1032～1113 年），宋朝浙江錢塘人，字仲陽，是中國醫學史上第一個著名兒科專家，他撰寫的《小兒

藥證直訣》是現存的第一部兒科專著[21]。有系統地總結了對小兒疾病的辨證和治療，使兒科從此發展成為獨立的一門學科。後人視之為兒科的經典著作，尊稱錢乙為「兒科之聖」，「幼科鼻祖」。

閻孝忠（宋朝大梁）是錢乙的學生，收集整理錢乙的醫學論述。閻孝忠並著有＜小兒方論＞一書，繼續《小兒藥證直訣》做進一步的發揮，目前坊間出版的書籍併列入張山雷的箋正，兼以西方醫學的角度評論。

張山雷是民國初年的著名醫學家，和唐容川、惲鐵樵、張錫純等人，主張「中西醫匯通」和「衷中參西」；興辦學校，創辦醫學刊物，傳播中西醫學思想，曾領風騷數十年，並成為當代中西醫結合的先行者。

《小兒藥證直訣》提出的小兒疾病之鑑別診斷理念，賦予小孩妥瑞氏症的治療有很重要的遵循價值。臨床上，妥瑞氏症常在二歲到十二歲這段年齡期間開始出現症狀，而西元十一世紀的《小兒藥證直訣原序》也說明治療小兒疾病比大人較難診斷，曰：

「醫之為藝誠難矣，而治小兒為尤難。自六歲以下，黃帝不載其說，始有顱顖經，以占壽夭死生之候；則小兒之病，雖黃帝猶難之，其難一也。

脈法雖曰八至為和平，十至為有病；然小兒脈

微難見，醫為持脈，又多驚啼而不得其審，其難二也。

　脈既難憑，必資外證，而其骨氣未成、形聲未正、悲啼喜笑變態不常，其難三也。

　問而知之，醫之工也。而小兒多未能言，言亦未足取信，其難四也。

　藏府柔弱，易虛易實，易寒易熱；又所用多犀珠龍麝，醫苟難辨，何以已疾？其難五也。」

　小兒疾病種種隱奧，困難甚多；醫者欲為望聞問切，力所不逮，診察資訊則已十去七八。此乃為小兒科醫師看診需藉其家長之旁佐，也是妥瑞氏症小孩來診時，常是家長陪同說明其晨昏、醒睡、居家、上學病況之必要性。因為妥瑞氏症主要為腦神經和精神之障礙表徵，因而追溯中醫治療理論之淵源，殊有必要，且益發見古籍立論之貼切，令人嘆服。有關錢乙在腦神經和精神障礙的病因、症狀和療法，摘要並嘗試眉批如下：

㈠錢乙著「小兒藥證直訣」之論腦神經精神疾病

1. 目上視為內熱衝激腦神經

「觀其睡，口中氣溫，或合面睡，及上竄咬牙，皆心熱也，導赤散主之。」張山雷箋正：「睡中口氣甚熱，當為胃

火有餘之徵。上竄,蓋指目之上視而言,則內熱火升,氣血上湧,行將有沖激腦經,驚搐之變矣。咬牙多實熱之症,亦肝火及脾胃鬱熱使然。」

2. 肝風則目連劄,目熱則目直,心熱則搐

「身反折強直,不搐,心不受熱也,當補腎治肝,補腎地黃圓,治肝瀉青圓主之。」

凡病或新或久,皆引肝風,風動而上於頭目,目屬肝,風入於目,上下左右如風吹,不輕不重,兒不能任,故目連劄也。若熱入於目,牽其筋脈,兩眥俱緊,不能轉視,故目直也。若得心熱則搐,以其子母俱有實熱,風火相搏故也,治肝瀉青圓,治心導赤散主之。

3. 「急驚」為陽盛陰虛,熱極發搐

「小兒急驚者,本因熱生於心,身熱面赤引飲,口中氣熱,大小便黃赤,劇則搐也。蓋熱甚則風生,風屬肝,此陽盛陰虛也,故利驚圓主之,以除其痰熱,不可與巴豆及溫藥大下之,恐蓄虛熱不消也。小兒熱痰客於心胃,因聞聲非常,則動而驚搐矣。若熱極,雖不因聞聲及驚,亦自發搐。」

張山雷箋正:「古人皆未知腦之神經,故仲陽只謂急驚熱生於心;要之氣火升騰,病情病理,章章可據,仲陽固亦明知之。急驚兼證,未有不現陽升之狀;熱盛風生,上激入腦,其勢迅疾,陽盛陰虛四字,懸之國門,必不能增損一

字，其證之多有痰涎蟠踞者，正以氣火俱盛，挾其胸中固有
之濁涎，隨而上湧。須知痰是有形，而無形之氣火，尤為猛
厲，一經攻下，則無形之氣，有行之痰，頃刻下墜，無不捷
效之理。惟是陽證，故諄諄以溫下為大戒。仲陽又謂熱極則
不聞大聲，不受驚恐，而亦自搐，正惟氣火陡動，倏爾升
騰，并無假乎外來之感觸，頗能說明神經所以受激之理，認
證極真，說理極確，真不愧兒科聖手。」

4.急驚治以涼瀉，慢驚治以溫補

「凡急慢驚，陰陽異症，切宜辨而治之，急驚合涼瀉，
慢驚合溫補。世間俗方，多不分別，誤小兒甚多。又小兒傷
於風冷，病吐瀉，醫謂脾虛，以溫補之，不已；復以涼藥治
之，又不已；謂之本傷風，醫亂攻之，因脾氣即虛，內不能
散，外不能解，至十餘日，其證多睡露睛，身溫，風在脾
胃，故大便不聚而為瀉。當去脾間風，風退則利止，宣風散
主之，後用使君子圓補其胃。亦有諸吐利久不差者，脾虛生
風而成慢驚。」

張山雷箋正：「急驚慢驚，一虛一實，一熱一寒，相去
天淵。」

㈡閻孝忠著「小兒方論」之論腦神經精神疾病

1.急驚為有熱因驚，慢驚為脾胃虛損

「小兒急慢驚，古書無之，惟曰陰陽癇。所謂急慢驚

者，後世名之耳，正如赤白痢之類是也。陽動而速，故陽病
曰急驚；陰靜而緩，故陰病曰慢驚，此陰陽虛實寒熱之別，
治之不可誤也。

急驚由有熱，熱即生風，又或因驚而發，則目上目劄，
涎潮搐搦，身體與口中氣皆熱；及其發定，或睡起，即了了
如故，此急驚證也。當其搐勢漸減時，與鎮心治熱一二服。
候驚勢已定，須臾，以藥下其痰勢，利下痰熱，心神安寧即
愈。

慢驚得於大病之餘，吐瀉之後，或誤取轉，致脾胃虛
損，風邪乘之，似搐而不甚搐，似睡而精神慢，四肢與口中
氣皆冷，睡露睛，或胃痛而啼哭如鴉聲，此證已危，蓋脾胃
虛損故也。」

2.急驚、慢驚治法不同，避用龍腦

「治急慢驚，世人多用一藥。有性溫、性涼，不可泛
用，宜審別之。又治慢驚藥，宜去龍腦，縱須合用，必以溫
藥為佐，或少用之。」

張山雷箋正：「急驚皆實，慢驚皆虛，一熱一寒，正如
子午距離，遙遙相對，而庸俗醫書，竟有一方通治急慢驚風
者，謬戾孰甚。然在今日，腦神經之病理，亦已彰明較者，
則腦麝二者，芳香太甚，走竄泄散，適足以擾亂神經，助其
震動，皆宜懸為厲禁，正不僅慢驚屬寒，當除龍腦一味
也。」

3.實熱病癒後避免溫補

「凡小兒實熱，疏轉後如無虛證，不可妄溫補，熱必隨生。」

張山雷箋正：「此言實熱症即得清化之後，不可遽投溫補，恐其餘燄復燃。凡治熱病，皆當知此。」

☠ 六、金元朱丹溪治療腦神經精神病

朱丹溪，西元 1281～1358 年，名震亨，因世居丹溪，人稱朱丹溪，元代金華（今浙江省）人，倡導「陽常有餘，陰常不足」學說，創陰虛相火病機學說，善用滋陰降火的方藥，為「滋陰派」的創始人。與劉完素（劉河間，1110-1209 年，寒涼派）、張從正（張子和，1156-1228，攻下派）、李杲（李東垣，1180～1251 年，補脾胃派）被尊稱為金元四大醫學家。

朱丹溪勤訪名師，所學得劉完素之再傳，並通曉張從正、李東垣二家學說，能吸收三家學說之長，融會自己心得，提出獨到的學術見解，自成一派。

朱丹溪著述很多，《丹溪心法》一書成於西元 1347 年，共五卷，分一百門。以下是《丹溪心法》書中部分與腦神經精神障礙有關的記載：

㈠治癲狂宜大吐下

　　「癲屬陰，狂屬陽。癲多喜而狂多怒。脈虛者可治，實則死。大多因痰結於心胸間，治當鎮心神、開痰結。所謂「重陰者癲，重陽者狂。」是也，大概是熱。

　　癲者神不守舍，狂言如有見，經年不愈，心經有損，是為真病。如心經蓄熱，當清心除熱；如痰迷心竅，當下痰寧志；卒狂言鬼語，針大拇指甲下即止。

　　陽虛陰實則癲，陰虛陽實則狂，病宜大吐下則除之。

　　風癲引脇痛，發則耳鳴，用天門冬去心，日乾作末，酒服方寸匕。癲疾春治之，入夏自安，宜助心氣之藥。」

㈡「健忘為精神短少者多，亦有痰者」

　　戴云：「健忘者，為事有始無終，言談不知首尾。」

㈢脫肛屬虛熱，為後陰括約肌功能障礙

　　「脫肛屬氣熱、氣虛、血虛或血熱。氣虛者用補氣參耆芎歸升麻，血虛者用四物湯，血熱者用涼血四物湯加炒柏，氣熱者用條芩六兩、升麻一兩，麵糊丸。外用五倍子為末，托而上之，一次未收至五七次，待收乃止。又東北方壁土泡湯先薰後洗。」

㈣小便不禁屬虛熱，宜補血、瀉熱、除濕、收澀；前陰括約肌功能障礙

「小便不禁者屬熱、屬虛。熱者五苓散加解毒，虛者五苓加四物。」

戴云：「小便不禁，出而不覺，赤者有熱，白者氣虛。」

王節齋曰：「小便不禁或頻數，古方多以為寒而用溫澀之藥，殊不知屬熱者多。蓋膀胱火邪妄動，水不得寧，故不能禁而頻數來也。

故年老人多頻數是膀胱血少，陽火偏旺也；治法當補膀胱陰血、瀉火邪為主，而佐以收澀之劑如牡蠣、山茱萸、五味子之類，不可用溫藥也。

病本屬熱，故宜瀉火；因水不足，故火動而致小便多；小便既多水益虛矣，故宜補血。補血瀉火治其本也，收之、澀之治其標也。」

㈤痿證屬濕熱、氣血虛，不可用風藥

「痿證斷不可作風治而用風藥。有濕熱、濕痰、氣虛、血虛、瘀血。

濕熱用東垣健步丸加燥濕降陰火，蒼朮、黃芩、黃柏、牛膝之類。

　　濕痰用二陳湯加蒼朮、白朮、黃芩、黃柏、竹瀝、姜汁。

　　氣虛用四君子湯加黃芩、黃柏、蒼朮之類。

　　血虛四物湯加黃柏、蒼朮煎送補陰丸。

　　死積死血妨礙不得不降者，大率屬熱，用參朮四物湯黃柏之類。」

☠ 七、清朝醫宗金鑑治療腦神經精神病

　　「醫宗金鑑」是中央政府主持編修的大型醫學全書(2)，是清朝乾隆皇帝詔令「和親王弘晝」纂修，由吳謙等自乾隆四年至七年（1739～1742）編修完成。選材甚精，用功甚勤，理法甚嚴，共有十五種，包括：《訂正仲景全書傷寒論註》、《訂正金匱要略註》、《刪補名醫方論》、《四診心法要訣》、《傷寒心法要訣》、《雜病心法要訣》、《婦科心法要訣》、《幼科心法要訣》、《外科心法要訣》、《眼科心法要訣》……。編撰本書工程龐大，其證法之緣由、選材、改正、註釋等，由「太醫院院使錢斗保」之奏疏可窺一二：

　　　　「……醫雖小道，實天下蒼生性命所關，非諸
　　　末藝之可比也。考醫之書，天元玉冊、本草、靈樞
　　　素問三經，始自伏羲氏、神農氏、軒轅皇帝與臣岐

伯等所作也。殷時伊尹著湯液本草，戰國時扁鵲著
難經，後漢時張機著傷寒論。其書世遠，詞奧難
明，且多編次傳寫錯誤。自晉而下，至今醫書甚
夥，不能枚舉，雖諸大家多所發明，然亦各自成
家，或博而不精，或雜而不一，間有自相牴牾，反
足惑人者，皆當改正註釋，分別諸家是非。先自張
機書起，蓋以前之書皆有法無方，傷寒論、金匱要
略雜病論創立方法格式，始有法、有方。誠醫宗之
正派，啟萬世之法程，實醫門之聖書也。故先改正
錯誤註釋，以利天下時用。……」

以下選輯醫宗金鑑傷寒心法、內科與幼科雜病心法部分
有關治療腦神經精神障礙之論述：

㈠腦神經病辨證

1. 中風傷臟府經絡

「醫宗金鑑雜病心法」：「中風分為四證，中絡、中
經、中府、中臟。」

所謂「當分中絡經府臟，更審虛實寒熱痰。脫證撒手為
脾絕，開口眼合是心肝，遺尿腎絕鼾聲肺。閉證握固緊牙
關，初以通關先取嚏，痰壅不下吐為先。」

體中風邪，輕則頑麻不仁，重則癱瘓不用；

心病痰火，輕則舌強難語，重則痰壅神昏。

蓋口眼喎斜、肌膚不仁，邪在絡也；

左右不遂、筋骨不用，邪在經也；

昏不識人、便溺阻隔，邪在府也；

神昏不語、唇緩涎出，邪在臟也。

2. 類中風即形厥而氣不厥

醫宗金鑑雜病心法云：「類中風患者口鼻無氣，狀類死屍而脈自動，稱為「尸厥」，即形厥而氣不厥也。雖忽然昏倒，人事不省，類乎真中風病，但不見口眼喎斜、偏廢不仁不用等證。可分為中虛、中氣、中食、中寒、中火、中濕、中暑、中惡等證。」

3. 痙病是神經功能障礙

醫宗金鑑雜病心法：「痙病者，項強、背反張；有汗為柔痙，無汗為剛痙。產後去血過多，或傷寒發汗過多則為內因；潰瘍、破傷、狗咬則為外因，皆風邪乘虛入太陽經而成此病也。」

4. 目瞪不轉、昏迷為痙病死證

醫宗金鑑雜病心法：「痙證者脈散，多為死症，角弓反張離席一掌亡。若眼睫緊小、目瞪不轉、昏迷不語，或額汗如珠，則性命必傷。」

5. 破傷風因感染而損傷神經功能

醫宗金鑑雜病心法：「破傷去血過多，筋失所養，經絡

空虛，風邪乘之為病。」劉完素曰：「熱甚，風搏併於經絡也，為風火邪，宜防風通聖散加蠍尾治之。」

凡此證，不論虛實，風毒內蘊不發於外，瘡口周圍燥起白痂，瘡不甚腫濕，流污黑之水，牙關微緊，不似尋常活動，皆破傷風之先兆也。

6.外邪傷阻神經傳導功能

醫宗金鑑雜病心法：「痹因風、寒、濕三氣雜合而為病也。

風邪勝者其痛流走，曰行痹（痛風、流火、歷節風）。

寒邪勝者其痛甚苦曰痛痹；濕邪勝者其痛重著，曰著痹。此依病因而名，故曰三痹。

秋時遇此邪則皮雖麻，尚微覺痛癢，為皮痹；

夏時遇此邪則脈中血不流行而色變，為脈痹；

長夏時遇此邪則肌頑木不知痛癢，為肌痹；

春時遇此邪則攣節痛屈而不伸，為筋痹；

冬時遇此邪則骨重痠疼不能舉也，為骨痹。

此皮、脈、肌、筋、骨之痹依部位而名曰五痹。」

7.痿為燥病，致神經傳導功能不良

醫宗金鑑雜病心法：「五痿，肝心脾肺腎之痿也。

痿屬燥病，皆因肺熱而生。肺熱葉焦，且陽明虛弱津液不化筋骨失養而痿躄不能行，為皮毛痿。

因而心氣熱則脛節縱而不任地，為脈痿。

因而脾氣熱則胃燥而渴肌肉不仁，為肉痿。

因而肝氣熱則筋失所養拘攣不伸，為筋痿。

因而腎氣熱則腰脊不能興舉，為骨痿。」

8.痿屬虛，病在足，不痛；痺屬實，病在身，疼痛

醫宗金鑑雜病心法：「痿病在足，痺病在身。

痿病兩足痿軟不痛，痺病通身肢節疼痛。

痿多虛，痺多實。

治痿不用風藥，病因有別。」

9.虛勞症則神經內分泌傳導功能嚴重不足

醫宗金鑑雜病心法：「虛者，陰陽氣血榮衛精神骨髓津液不足也。其損傷自外而皮脈肉筋骨，內則肺心脾肝腎。若虛損成勞，則謂虛損日久留連不愈而成五勞七傷六極。

肺虛勞者，不足之人陽虛復感外寒則損從皮毛起。皮聚毛落，灑淅惡寒，咳嗽。

肝虛勞者，兩脇引胸而痛，筋緩不能行。

心虛勞者，血脈虛少，男子面無血色，女子月經不通。

腎虛勞者，陰虛更內熱而損從骨髓起。骨痿不能久立，午後發熱，盜汗，骨蒸。

脾虛勞者，損從肌肉始，飲食減少，肌肉消瘦，大便溏瀉。」

10.癲、狂、癇之精神障礙

醫宗金鑑雜病心法：「邪入於陽者為狂，邪入於陰者為

癲。蓋癲疾始發志意不樂，甚則精神呆癡，言語不倫，而睡如平時，以邪併於陰也。

狂疾始發多怒不臥，甚則兇狂欲殺，目直罵詈，不識親疏，而夜多不臥，以邪併於陽也。

癇疾發作則吐涎神昏、卒倒無知、口噤牙緊、抽搐時之多少不等，而醒後起居飲食皆若平人。」

11.兒科驚風八候

醫宗金鑑幼科雜病心法：「驚風八候，搐、搦、掣、顫、反、引、竄、視。

搐謂肘臂伸縮，搦謂十指開合，掣謂肩頭相撲，顫謂手足動搖，反謂身仰向後，引者手若開弓，竄則目直而似怒，視則睛露而不活。此候急驚、慢驚皆見之，虛實無所異焉，治者宜切記之。」

(二)腦神經內風病治療

1.溫補法

(1)氣虛肛脫宜升提溫補：

「醫宗金鑑幼科雜病心法」云：「因瀉痢日久中氣下陷，腸胃薄瘦，遂令肛門滑脫不收，宜溫補為主。先升提其氣，再溫補固滑，則氣升肛澀而腸自收矣。」

(2)精神障礙虛損者宜溫補：

醫宗金鑑雜病心法：「心生喜，肝生怒，脾生憂思，肺

生悲，腎生恐。氣和則志達故生喜笑，氣暴則志憤故生恚怒，繫心不散故生憂思，悽心則哀苦故生悲哭，內恐外觸非常事物故生恐懼驚駭。

驚悸、怔忡、健忘、恍惚、失志、傷神等病皆因心虛膽弱、諸邪得以乘之也。若心氣熱者先用硃砂安神丸以清之，虛損者依證揀方。恐畏不能獨自臥者，皆因氣怯膽虛，仁熟散治之。」

(3)五軟症宜補氣：

「醫宗金鑑幼科雜病心法」云：「五軟者為頭項軟、手軟、足軟、口軟、肌肉軟。頭軟者項軟無力也，手足軟者四肢無力也，肉軟者皮寬不長肌肉也，口軟者唇薄無力也。皆因稟受不足，氣血不充，故骨脈不強，筋肉痿弱，治宜補氣為主。先補其先天精氣，再補其後天羸弱，漸次調理，而五軟自強矣。」

(4)五鞕症宜疏風調氣補脾胃：

「醫宗金鑑幼科雜病心法」云：「五鞕者為仰頭取氣難動搖，氣壅疼痛連胸膈。手心、足心冰涼而鞕，皆由陽氣不榮於四肢，最為難治。重症疏其風，輕症調其氣，食少氣弱者補脾胃，內外交治。」

(5)五遲宜養血再養氣：

「醫宗金鑑幼科雜病心法」云：「小兒五遲之症多因父母氣血虛弱，先天有虧，致兒生下筋骨軟弱行步艱難，齒不

速長，坐不能穩，皆腎氣不足之故。先滋養其血，再調養其氣。」

　　2.清熱瀉下法

　　(1)煩不得眠為熱，躁分寒熱：

　　「醫宗金鑑傷寒心法」云：「心為熱擾而不寧謂之煩，身為熱動而不安謂之躁；煩者擾於內，躁者動於外。大抵煩屬陽，躁屬陰。若懊惱心中反覆巔倒，煩不得眠，不與躁同見者，皆當作熱觀，非冷病也。躁則分表裏陰陽取治，有陽熱之躁，也有陰寒之躁。」

　　(2)呃逆噦噫是「半不自主動作」：

　　醫宗金鑑傷寒心法：「呃逆頗類噯氣、噫氣。噯氣者，因飽食太急，此時作噯，轉食氣也。噫氣者，因過食、傷食，越時作噫，食臭氣也。故曰情自異也，但均屬氣逆為病。故曰治能同也。

　　呃逆之病，胃氣虛竭也；兼熱者，以橘皮竹茹湯加柿蒂主之；兼大便不利，以三承氣湯主之；兼小便不利，以二苓散湯主之；兼腎虛不能攝衝脈之氣歸原，以都氣湯加牛膝主之；兼寒虛太陰手足溫，以丁萸理中湯主之；少陰手足厥，更加附子；兼痞鞭下利，以生薑瀉心湯主之；兼痞鞭噫氣，以旋覆代赭石湯主之。」

　　(3)循衣摸床而脈實者治以下法：

　　醫宗金鑑傷寒心法云：「循衣摸床是危急之證，一因太

陽火劫取汗致陽盛傷陰，小便利者多生，小便難者多死。二因陽明熱極，和汗吐下三法失宜而成壞證，脈實者堪下則可治，脈弱者不堪下則難治。」

(4)蓄血發狂治以清熱瀉下化瘀：

醫宗金鑑傷寒心法云：「神昏胃熱，是胃經熱極乘心也，熱入於陽則狂，治以三黃石膏湯或三承氣湯或白虎湯；若蓄血發狂、少腹鞕痛、小便自利，或其人喜忘大便黑者，治以桃仁承氣湯或抵當湯。另有少數陽盛陰虛者，奄然發狂濈然汗出而解也。」

(5)譫語為實熱宜攻下，鄭聲為虛熱宜清補：

醫宗金鑑傷寒心法云：「言語，心（腦）主之也，若心氣實熱而神有餘，則發為譫語；譫語為實，故聲長而壯，亂言無次常更變。若心氣虛熱而神不足，則發為鄭聲；鄭聲為虛，故音短而細，只將一言重覆呢喃也。蓋神有餘則能機變而亂言，神不足則無機變而只守一聲也。

凡譫語或鄭聲與陽經同見者均屬熱證，可以攻之；若無可攻之證則清解之。譫語或鄭聲與陰經同見者均屬寒證，可以溫之；若無可溫之證則清補之。」

3.噴嚏法

小兒中惡，神魂離舍，目閉面青，不省人事，內服藥、外用噴嚏法：

「小兒神氣未充，一為邪惡所觸，不能主持，而神魂離

舍，目閉面青，悶亂不省人事。內服藥以除其邪，外以噴嚏
法通其閉，嚏出則氣通而甦矣。」

八、當代中醫參採西醫治療腦神經病

　　西醫崛起約三百年，逐漸為全世界的醫學主流，幾乎所
有的患者都經過西醫的治療，其疾病症狀也顯示出現代醫學
的優點與缺點。因此，中醫治療若能結合現代醫學的精確分
析，考量疾病之病因、病理，再據以辨證論治，將是患者之
福。

　　百年來參採現代醫學以醫治病人之中醫師頗多，除了大
家耳熟能詳的民國初期衷中參西的中醫學者，成千上萬的中
醫師求知若渴、精益求精，所謂「能救人的方法越多越好」
即是此意。

　　台灣當代名醫李政育醫師素來以「中醫為體，西醫為
用」來解決病人的疾苦，他對神經內分泌異常引發精神疾病
的中醫療法，有相當深入的研究，認為許多精神疾病的引發
與內分泌的異常有關[28]。

　　而引起神經內分泌異常分泌的原因，大體上可分為：(1)
本態性或繼發性內分泌異常。(2)缺糖。(3)藥物。(4)感染。(5)
臟腑功能過亢或低下。(6)自體免疫系統攻擊。(7)創傷或感染
後或腦血管神經細胞纖維病變、腦萎縮、硬化、空洞等腦病
變。(8)重症病患的後續發展。

在當代文明病充斥的社會，醫生要瞭解今日病人的個人
壓力、事業困難、人際衝突，並知道病人已服用過的西藥或
現代醫學的外科處理，然後才能有最適切的中醫處置。

古代病人並沒有如現代病人的西醫治療，但是幾千年前
的傳統中醫醫療法則卻能在不同時代、不同地域，依然對病
人有很好的健康維護。

因此，中醫的診療若能及時瞭解日新月異的現代醫學為
病人做了哪些處置，也瞭解病人在現代醫學處置後的優點和
缺點，則診察處方會有不同而更好的思維，治病療效會更
好。

㈠內分泌異常與中醫辨證論治

精神疾病與腦神經內分泌、神經傳導介質相關，現今，
西醫之精神神經內分泌學中，最常提出的有：GABA（r-氨
基丁酸）、ACTH（促腎上腺皮質激素）、Acetylcholine（乙
醯膽鹼），與 Choline（膽鹼）、Dopamine（多巴胺）、se-
rotonin（血清素-5-羥色氨）、Melatonin（褪黑激素）、pro-
lactin（泌乳激素）、LH（在女性為黃體生成激素）、TSH
（甲狀腺分泌激素）。

早期研究精神醫學都是以 T4 與 TSH 來當研究對象，在
哈里遜內科學也是以 T4 與 TSH 之血中濃度為研究對象。大
約十年前開始，Serotonin 才成為研究對象。

1. Serotonin（血清素-5-羥色氨）

Serotonin（血清素-5-羥色氨）異常所引起的症狀，比較接近中醫的甘麥大棗湯證，或是黃連阿膠湯證、歸脾湯證、半夏厚朴湯證。Serotonin 的功能是放鬆心情，寧心安神，就像小孩在媽媽胸懷的感覺，影響睡眠的比較多。

serotonin 不足者較偏向用甘麥大棗與半夏厚朴湯合方治療，或半夏天麻白朮湯加甘草、龍眼乾。過亢者屬知柏地黃湯、或柴胡龍骨牡蠣湯證。

2. Melatonin（褪黑激素）

Melatonin（褪黑激素）是調整生理時鐘，即時差的適應，見到太陽下山就想睡覺；或北極熊的冬眠皆與 Melatonin 相關。在中醫較偏向於人參、十全大補、右歸飲、腎氣丸、斑龍丸、各種核（堅）果、蛋黃、魚、卵、肝的範圍。

3. Acetylcholine（乙醯膽鹼）

Acetylcholine（乙醯膽鹼）在中醫屬「痰飲為病」。Acetylcholine 過多的屬痰熱，多到阻塞神經傳導，屬頑痰怪飲，所以用方偏向溫膽湯，或小半夏湯、二陳湯系統。若是不足的屬寒飲，即半夏天麻白朮湯、人參乾薑半夏丸、理中湯、腎氣丸、十全大補湯、四逆湯……的適應證。

4. Dopamine（多巴胺）

Dopamine（多巴胺）不足的，較偏向補腎陽兼活血化瘀；嚴重不足者，更兼寒瘀，例如：補陽還五湯或七寶美髯

丹加人參、川七、附子、乾薑、黃芩；或腎氣丸、右歸丸、
十全大補湯（人參、丹參同用）加鹿茸、川七、乾薑、附
子、黃芩，用玉桂；或參附湯、補腎丸。

　　如果 Dopamine 分泌過多者，屬陽亢或陽越。

　　5. Prolactin（泌乳激素）

　　Prolactin（泌乳激素）太多的，在女性會導致未懷孕但
泌乳，或產後乳汁不能停止分泌（此證，可能在視覺中樞與
腦下垂體間有腫瘤）。月經不來或來，但量少；在男性，導
致男性女乳化，或性慾減退，或是不能勃起；Prolactin 長期
高的，會引發男性乳房惡性腫瘤，或女性卵巢、子宮之惡性
腫瘤。中醫治療 Prolactin 過高，可用建瓴湯加牛蒡子，或栝
蔞牛蒡子湯，或仙方活命飲加龍骨牡蠣，或柴胡龍骨牡蠣湯
系統。

　　治療婦女 Prolactin 高的病人，給藥使之下降，服藥期間
如果懷孕的話，可依婦產科計算出來的「懷孕時間與Prolac-
tin濃度之參考值」，只要Prolactin之濃度降到銜接點便予停
藥。

　　如果 Prolactin 不足者屬肝氣虛、肺氣虛或脾氣虛，或兼
陽虛，應給予四物湯、聖愈湯、七寶美髯丹、補中益氣湯、
歸脾湯，或八珍湯、十全大補湯、人參養榮湯等，可加乾
薑、附子、肉桂、黃芩等藥。

6. LH（女性黃體生成激素）

LH（女性黃體生成激素）太高者有可能導致不來經，也有可能一段時間後又來了；也有可能天天來經；也有可能導致女性外陰部特殊異常的發育，提早來月經，在 5~8 歲就來月經，此屬陽亢。LH 過高，通常導致不孕，如果不是超高，只是稍高，則屬性早熟，可能會提早有懷孕能力。性早熟若太早，如 5~8 歲便來月經，當然就長不高。

一般說來，早來月經不會影響發育，但過早有可能就會產生這種問題。偏向於陰虛陽亢或熱入血室，可以選用柴胡龍骨牡蠣湯、知柏地黃丸，當歸六黃湯、建瓴湯加黃連解毒湯、黃連解毒湯或龍膽瀉肝湯、清上防風湯。幾乎只要是苦寒退熱的方劑都可選用。

LH 太低的病人會月經不來，或偶爾來一下，也可能暗經，月經都不來了，這是陽虛。

7. ACTH（促腎上腺皮質激素）

ACTH（促腎上腺皮質激素）是類固醇的分泌前素，分泌高，會讓人亢奮，很有精神。所以很多精神病患、殺人狂、屠夫，往往其 ACTH 高，Dopamine 亦高。故有人喜歡殺人，見血興奮。當用重鎮或清熱解毒，或兼養陰退熱的方式治療；建瓴湯、建瓴湯加黃連解毒湯、知柏地黃丸、柴胡龍骨牡蠣湯，或黃連解毒湯加知母、龍骨、牡蠣。

有些人見血就緊張、恐懼、昏倒，此種人通常是

ACTH、Dopamine 太低。

8. GABA（r-氨基丁酸）

GABA（r-氨基丁酸）太高會干擾大腦皮層的活動，引起亢奮、不眠或失眠，或狂妄或發狂。有少量的人是一喝酒就引發，不喝就沒事。一喝就睡不著，登高而歌，棄衣而走，風吹搖搖欲墜，有的站不穩就摔死，一般人以為他是自殺，其實不是。

如果GABA太低，則會心情低潮、沉悶、憂鬱、靜默不語、懶倦、提不起勁、悲觀。

㈡精神異常與內分泌異常的相關

所有的精神疾病都與神經內分泌相關，不足或過多。此證並非全因外來刺激，刺激只是誘發而已。

1. 亢奮與疲勞

Dopamine、GABA、ACTH 過高均會亢奮，自以為是神靈附體。有些人聞菸味便覺不適，那是血中尼古丁酸濃度過高，尼古丁中毒會抽搐、痙攣、血壓下降、昏迷。中毒前會先亢奮，亢奮期如同吃嗎啡一樣，內分泌中 Endorphin（腦嗎啡）會增加。Endorphin 過高的，會躁動、產生異常幻覺、狂妄。

Endorphin、Dopamine、ACTH不足時，人會感到疲勞倦怠、憂鬱、低潮、動作遲緩、呆滯、沉悶、鬱卒，耐痛與耐

壓能力較差，逃避畏縮。這是神經傳導介質不足或被阻斷，此證給予補陽、使其亢奮就會好起來。

2.幻聽幻視

若是幻聽、幻視會攻擊別人的患者，可能是精神躁鬱症。此症就更須花時間治療。狂妄、躁擾不休、不避親疏，看到自己父母也是照打照罵、照踢照砍，通常屬過亢。過亢者治療用苦寒退熱的藥物，如知柏地黃湯或黃連解毒湯、建瓴湯加黃連解毒湯、柴胡龍骨牡蠣湯、溫膽湯加黃連解毒湯，或加入龍骨、牡蠣亦可。

也可兼放血，或燒灸，將病患綑綁，艾粒燒灸十三鬼穴，用相當大的艾草燒灸少商穴，灼傷了無妨，因為這種方法是利用經絡的刺激。理由是：有許多內分泌的前素是經由肺經出來，等到體內代謝完，最終還是到肺部來代謝。所以，給予肺經強刺激是非常正確的方法。

不會攻擊人家的，通常屬不足。至於不會攻擊別人的病人，例如病患聽到佛祖說話，菩薩跟他熟識，則給予大溫補藥治療。

3.癲

「癲」屬鬱證，嚴重發作的病患靜默不語。坐在那裡，不動也不做事，話也不講一句，就如同死人一般，大小便也不能解決處理，呆呆的坐在那裡，如同白癡。此屬內分泌低下型，應予大補陽去促進腦部的血循，促進大腦皮層的活

動，可於腎氣丸、右歸丸、十全大補湯中加入麻黃、肉桂、
附子、人參使之亢奮。麻黃可加至不逃避畏縮，不會嗜睡的
量。

4.強迫症

社會上還有一些病患以焦慮來表現，如強迫性精神官能
證。最典型的是：你摸他一下皮膚，他就一直看，看看有沒
有掉一塊肉，有沒有東西被摸走，地上也看一看。手錶拿下
來，已經戴回去了，卻又一直在找手錶。走路轉彎一定要固
定步數，如果步數不符便退回來重新來過，拿刀切東西一定
固定幾下，如中途叫他，他拿著刀子回答你，手中的刀子仍
然不停的揮動，太靠近他還可能被他砍傷。遇到這種毛病的
人須等到他整個動作都完成了才叫喚他，養他一輩子即可。
吃藥也可能穩定下來，但是恐怕不太容易！

依我的觀察，可用知柏地黃丸加龍眼乾、甘草，加一點
乾薑、附子、肉桂、黃芩。古時不論中國、西洋，對此類病
人都認為是魔鬼附身，曾經多少道士、多少神父抓妖、殺
妖，都是病人死亡。

5.臟躁證

有一些女性很可憐，患了產後臟躁證，西醫稱為產後憂
鬱症。因為營養缺乏，又得肩負孕育生命的任務，生了孩子
以後血糖更加不足，如鬼神附身，啼哭不休。她東張西忘，
不知道小孩是她生的，小孩哭了也不知道去照顧小孩，不知

餵奶，不知換尿布。她到處跑，到處逛；也有可能靜默不語，也有可能一直笑，也有可能對人說：「我是上帝」，「我是××神，如果你不做××事，過多久你就會出事」。這種現象是腦神經內多醣體與血糖不足所引起的現象。此症在漢朝傷寒論已經弄得很清楚了，用甘麥大棗湯加半夏厚朴湯可以補充多醣體，可以醫好。

6. 藥物性精神病患

古代丹藥，引發中毒，產生幻覺，稱之為藥物性精神病患。

7. 感染性精神病患

細菌病毒感染的最典型就是結核菌、梅毒、淋病，尤其梅毒鉤端螺旋體菌進入腦神經引起神經症狀，在病患感染後，可能五年、十年就會發生精神病狀。

8. 月經前後精神病患

有的婦女月經來時疼痛、便閉、或是骨盆腔鬱血症，或是子宮內膜異位，每次月經前後就發狂，這也是屬於精神病患。

9. 氨太高的精神病患

包括肝硬化、腹水的病患便閉時間久了，引起血中的 Amonia 太高，引發的腦神經症狀，也是精神病患。

10. BUN、CREATININE 高

BUN、CREATININE 高到一個程度，持續一段時間以

後，也會引發腦神經症狀，如抽搐、癲癇、幻覺、無力，如神附身。

11.創傷後精神病患

創傷後例如腦震盪後、腦血管神經疾病（不管有無手術）、腦腫瘤經手術、鈷 60 照射後、打抗癌針後誘發、或腦神經多發性硬化症等，皆可能誘發精神疾病。

12.手術完後精神病患

現今較容易引發精神疾病的是加護病房重症病患或住院病患，可能在手術完後產生幻覺，也可能是腸胃道大阻塞，或是手術過久，麻醉抑制了腦的活動，在恢復的過程中，腦神經尚未恢復前，產生自我干擾。中醫治療可選用補陽還五湯、溫膽湯或乳沒四物湯加減，同時注意腦壓若不太高，不是本態性，也不是實熱性者，加入茯苓、澤瀉。若是實熱性，應當改成大柴胡湯加減，或是小柴胡湯加減，或是聖愈湯加大黃，往往速效。若是日晡發熱，神經性的發燒，加入青蒿、知母、地骨皮即可。

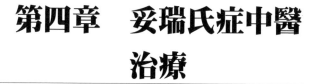

第四章　妥瑞氏症中醫治療

☠ 一、清熱解毒療法治妥瑞氏症

妥瑞氏症病人的醫治，有相當多數採用清熱解毒法。

清熱解毒法是中醫治病常用的療法，包括治療一般紅、腫、熱、痛的發炎性疾病，也包括治療沒有發炎的疾病。這些大致上是指「實證」、「熱證」的疾病或僅僅是症狀。清熱解毒法是以瀉火解毒、清熱平亢為主要治療目標[15-1]。

外感熱病溫邪疫毒由口鼻皮膚侵襲人體，引起氣血擾亂、陰津虧耗，表現為發熱出斑、喉痺疔瘡、黃疸瀉痢或神昏譫妄；雜病之熱證則因素體陽盛，而嗜食辛辣肥甘或濫服溫補藥，引起臟腑生熱。病人體溫不一定高，但常心煩失眠，煩渴便秘、面紅目赤、尿痛尿少、舌苔黃、脈數。只要有熱證表現，均可用清熱解毒法。

中醫治法分為八法，汗、吐、下、和、溫、清、補、消。清熱解毒法屬於清法範疇。主要適用於溫邪疫毒及內臟鬱熱化火。《素問》曰：「熱者寒之。」《神農本草經》曰：「療熱以寒藥。」是清熱解毒法的立法準繩。

《神農本草經》中記載許多寒涼解毒藥物的功用。學者統計，收載的 365 種藥裏，寒涼性藥物占 127 種，為總數的35.6%，占了很大的比率。

漢朝張仲景的《傷寒論》是外感病專著，雖非專治溫邪為患，六經辨證概念也與《內經》六經熱病有顯著不同，但許多地方提到傷寒化熱的表現，列舉治法方劑，使證治統一起來，奠定了辨證論治的基礎，對後世溫病學說的發展影響很大。例如，白虎湯治煩熱大渴、梔子豉湯治心中懊憹、葛根芩連湯治腸熱泄瀉、白頭翁湯治熱痢下重，其療效卓著。

唐朝孫思邈的《千金要方》編撰許多胸中煩亂、丹疹發斑、口噤不語、癰疽腫痛等熱毒證狀和瀉火解毒藥方。

宋朝錢乙擅長兒科，臨證用導赤散、瀉黃散、瀉青丸、瀉白散治療心、脾、肝、肺四臟熱證，頗有發揮。

金元之河間學說盛行時，有「外感宗仲景，熱病用河間」之說，劉河間好用寒涼，提出「六氣皆從火化」，「六經傳受者，皆是熱證」的著名論點，善用雙解散、涼膈散、防風通聖散，以宣解怫熱鬱結，因而成為主火派的中堅人物。

明代吳又可處於戰亂頻繁、疫癘流行年代，他深入觀察溫熱病流行成疫的情況，對發病機制和傳變趨勢，特別推崇「大黃」瀉火解毒的特殊功能。

清代葉天士的衛氣營血辨證、吳鞠通的三焦辨證，對歸納證候、審察傳變、更有心得。余師愚的《疫疹一得》記載他以清瘟敗毒飲為主方，搶救溫熱疫毒證的經驗，他所主張的大劑量「石膏」直清陽明，以瀉諸經毒火的論點，至今在治療感染性疾病仍受重視。

西醫崛起以來，清熱解毒法運用在防治流行性乙型腦炎、流行性腦脊髓膜炎、白喉、傳染性肝炎、流感、流行性腮腺炎、急性肺炎、肺膿腫、膽道感染、泌尿道感染等多種感染性疾患，也有顯著成效。

☠ 二、鎮肝熄風療法治妥瑞氏症

妥瑞氏症病人的醫治，也常採用鎮肝熄風法，尤其是躁動者。

凡是以平肝鎮驚、潛降熄風、搜風通絡為主要作用的方藥稱鎮肝熄風方藥，這種治法稱鎮肝熄風法。鎮肝熄風法主要用於內風證[15-2]。鎮肝熄風法是根據《素問・陰陽應象大論》「其慓悍者，按而收之」而確立的治法。

風證分為外風和內風，外風是人體感受自然界風邪致病，而內風由肝臟功能失調發生。祛風解表法適宜外風證，

鎮肝熄風法主要用於內風證。

在內風證方面，中醫認為，肝為風臟，藏血，因內寄相火，性喜條達、主疏泄，淫精於目，淫氣於筋，肝臟魄，又與神經精神活動有關。肝體陰用陽、體柔性剛，易受激動而亢烈生風。若肝旺剋脾，脾虛生痰，風痰上擾，可引起癲癇發作。

老年肝腎陰虛，水不涵木，風陽動擾，筋脈失養，則易引起頭暈目眩、肢麻震顫、甚者卒然昏倒、口喎舌強、半身不遂。當熱邪深入厥陰，燔灼肝經，熱極生風，則引起高熱抽搐、神志昏迷、頸項強直、兩目上視。

上述證狀大多關係到筋、目和神經、精神異常，應採用鎮肝熄風法治療。某些鎮肝熄風藥還具有搜風通絡的作用，可用於外風入絡、氣血壅塞引起的關節痹腫、頭痛肢痛，或引動筋脈收縮所致的口喎、痙病（破傷風）。

在外風證方面，中醫《內經》也論述風邪致病的特點，如「善行而數變」、「風勝則動」、「諸暴強直，皆屬於風」、「諸風掉眩，皆屬於肝」。但更注重外風病證，如《素問‧風論》中列出的 15 種風證，大多是指外風為患。

唐、宋醫家繼承了這一觀點，論中風等病也多從外風主論，雖然有的醫家在其著作中也提到了內風表現，如《千金方》有「人不能用心謹慎，遂得風病，半身不遂，言語不正」；《本事方》有「小兒吐利生風」、「肝厥頭暈」之

說，但都不夠系統深刻，使用鎮肝熄風方中常兼辛溫剛燥之品，駁雜不純。唯此期創制的牽正散（白附子、殭蠶、全蠍。）治口眼喎斜，玉真散（宋代許叔微方，後世陳實功加以充實，仍用原名）治破傷風，搜風通絡，療效顯著，至今仍為臨床常用。

金元時期醫家轉從陰陽失調、臟腑氣乖、氣血錯亂論述內風病機，有代表性的四大醫學派如劉河間（寒涼學派）的「心火暴盛」說；李東垣（補脾胃學派）的「正氣自虛」說；朱丹溪（滋陰學派）的「濕熱生痰」說，各有特色。

治標兼求本，鎮肝熄風藥常配合其他治法以提高療效。如李東垣《蘭室密藏・頭痛》論噁心嘔吐、不食、痰唾稠黏、眼黑頭旋、目不能開，如在風雲中，是脾虛風疾上擾，用半夏白朮天麻湯治之，並闡釋說：「足太陰痰厥頭痛，非半夏不能療；眼黑頭眩，虛風內作，非天麻不能除」就是一個典型的例子。

明代繆仲淳在劉河間將息失宜、水不制火，及朱丹溪濕熱相火、化痰生風等學說基礎上，提出「內風暗動」說，擅長在甘寒柔養陰液基礎上配伍以菊花、羚羊角、石決明、夏枯草等涼肝熄風之品，創制羚羊角湯、滋生青陽湯等，配伍嚴密，補前人之不足。繆氏強調內風和外風之辨別是「差之毫厘，謬以千里」。

清代葉天士繼承這一學術思想，結合《內經》藏象理

論，深入論述「陽化內風」主臟在肝的病機，認為「肝為風木之臟，有相火內寄，體陰用陽，其性剛，主動主升」。凡精血虧耗、陰液內損、土虛木橫，都可引起「身中陽氣之動變」。並指出「陽化內風，非發散可解，非沉寒可清，與六氣火風迥異」；治療陽化內風應採「靜藥補潤以存體，熄風和陽以制用」。立法全方位、方簡意深，廣泛用於各科病證。葉氏又是溫病名家，對營血燔熱、熱極生風病患，也擅長用涼肝熄風療法。

　　葉天士善於博取眾長，常用《本事方》、《太平聖惠方》中之全蠍、地龍、鉤藤，《宣明論》中之羚羊角，搜風通絡、宣痹止痛，把鎮肝熄風法的使用提高到新的發展。

☠ 三、中醫治療妥瑞氏症常用的藥物

　　神經、精神疾病的治療，中醫藥物以清心化瘀之藥為主，而且重鎮類居多，藥物分類如下[17-2]：

㈠重鎮類藥

　　金箔、銀箔、生石膏、紫石英、代赭石、磁石、生龍骨、生牡蠣、……

㈡行血去瘀藥

　　赤石脂、花蕊石、自然銅、桃仁、蓮藕、當歸、川芎、

元胡、紅花、川七、鬱金……

㈢行氣化痰藥

陳皮、半夏、茯苓、青皮、枳殼、枳實、三稜……

㈣化滯類藥

神麴、仙楂、麥芽、萊菔子、大戟、芫花、甘遂、……

㈤清心涼肝藥

梔子、丹皮、甘草、黃芩、黃連、黃柏、大黃、生地、豆豉、梨、芡實、龍膽草、青黛、蒲黃、竹茹、燈心草、通草、柴胡、牛黃……

㈥補心類藥

人參、黃耆、茯神、遠志、棗仁、柏子仁、丹皮、元參、五味子、天門冬、麥門冬、菖蒲、當歸……

☠ 四、日本醫師矢數道明治療妥瑞氏症的聲語與怪動作案例

日本醫師矢數道明（1905～2002 年）治療抽搐的臨床經驗，曾收錄在大眾書局 1982 出版的「漢方臨床四十五年」一書⑩，文中的「抽搐」似乎是今日俗稱的「妥瑞氏症候

群」；「潔癖」似乎是今日俗稱的「強迫症」。摘錄於下：

㈠抽搐樣吐息用抑肝散加陳皮半夏，改藥方治療二個月以上。

八歲的男孩子。體重、營養、顏色等大體上普通，二年前在左大腿部出現堅硬的東西，被診斷為有硬皮症的嫌疑，接受手術。此後發生異樣的習慣，好像抽搐，可是又不是抽搐；好像長嘆，可是又不是長嘆。在打嗝而呼息時，會發出西！西！的呼息聲音。發作性的呼息聲後會顫動身體，胸部與橫膈膜好像痙攣狀態。

小兒科和內科醫師都認為是抽搐症的一種，雖給予治療，但都未見好轉。腹診雖不顯著，但有輕度的胸脇苦滿，每次呼息發作都會發生胸肋部、橫膈膜邊的痙攣，診察後認為應是柴胡證，給予柴桂湯浸膏末，但服用一個月都毫無效果，據說症狀反而增多了。

於是改為抑肝散加陳半的浸膏末，結果覺得本方有效，故繼續服用；又一個月後，各種症狀好轉，幾乎不見抽搐樣打嗝兒發作。又再服用一個月，那奇怪的痙攣發作就完全痊癒。

連續一年以上的這種發作能夠痊癒，可以認為是抑肝散加陳皮半夏浸膏的效果。這個時候雖有胸脇苦滿的症狀，但抑肝散加陳皮半夏浸膏較柴桂湯浸膏為有效。如果改服用煎藥，則似宜用抑肝散加芍藥。

　　抑肝散組成為當歸、川芎、白朮、茯苓、甘草、柴胡、鉤藤。原為「保嬰撮要」急驚風門的處方，係用於小兒痙攣的方劑。

　　㈡抽搐症用抑肝散加陳半，治療二個月以上。

　　患者初診是一九七〇年九月十七日，九歲的女孩子，神經質而感受性很強。據說因為家人難以照顧，曾住院，在十日前出院，臉色蒼白有貧血狀態。這孩子有一種怪癖，時常活動其頭，或手足僵硬拘急，或足膝顫動，或忽然攣急好像會向後倒下的樣子。腹證並無值得特述的變化。時常焦躁不安而大聲呼喊，據說呼喚則會舒服。

　　給與抑肝散加陳半浸膏末一‧三公克，加芍藥末〇‧二公克，一日服用二次，一個月後身體肌肉的攣急便告消除，活動頭的怪癖亦消失，二個月後抽搐症狀完全痊癒了，變得很有元氣，臉色也好轉起來。此例若用煎藥，似乎應給予抑肝散加芍藥，然而給予抑肝散加陳半浸膏加芍藥末，亦為有效的症例。

　　㈢潔癖症兼抽搐症用抑肝散加味，服藥半年緩解，治療三年以上。

　　初診為一九六六年五月，十六歲的男孩子。自數年前起就變為神經質，最顯著的症狀，就是從學校或外出回來的時候，說手不乾淨而洗十數次的手，洗完之後又洗，如此反復，不知停止。患者的襯衫和內褲、衣類等，堅決不肯與他

人的衣物一同放入洗衣機內，如果知道一同放入洗衣機內洗，就會立即把它燒掉。時常焦躁不安而易怒，發怒時有拋擲物品的習慣，家人常常為之困惱。患者也常頭彎曲、縮肩、身體顫抖、眨眼，或使鼻子孔！孔！地作響，一刻也不能靜下來，會不斷的反覆發生肌肉痙攣。體格和營養均為普通，脈象不覺異常。頑固地不肯去一般醫師診所。

　　經診察後認為是由於潔癖所致，而給與抑肝散加陳皮半夏，作成煎藥服用。患者樂於服用，那些症狀在半年後開始緩解，連續服用三年，今年是第四年，以上的症狀完全消除了。他現在是致力於務農，體格也轉好，性格亦為穩健，成為堂堂的好青年了。

　　㈣抽搐症用抑肝散加芍藥，治療三個月以上。

　　十歲的男孩子，由母親帶著從千葉縣來診。據說，這個孩子是獨子。發育良好，臉色並不壞。從四年前起發生本症，好像打嗝兒似的發出很大的聲音，隔著一定的時間，尖著嘴而發出聲音，並搖動身體。

　　出現在診察室和在寫病歷表的時候亦搖動身體，屢屢眨眼，好像用斜眼瞪人似的態度，皺著眉、晃眼的表情。據說在教室常忽然敲打桌子使大家受驚。診其腹部為左右的肝經緊張，沒有食慾，便通有一次。現在由內科的主治醫師給他服用三種藥物，服用時症狀雖會稍微減輕，但藥若中斷，症狀則會猛烈地發作。

診察後給與抑肝散加芍藥。最初是與內科的藥併用，後來據說，比單獨服用內科藥較有效，故在一週後，自行停服內科的藥，結果非常有效，沒有發作，故乾脆停服內科的藥。據說非常舒服，變得很有元氣，會主動的做各種運動，性格明朗，判若二人。母親很高興的說，好像作夢一樣。又以不可思議的口吻說，這麼快就有效果嗎？在母親高興得大加讚賞的時候，孩子卻忽然劇烈發作。母親說，這是開玩笑的，有時給予讚賞，他就會故意裝這種姿態，可能是獨生子的撒嬌吧！

仍繼續服用，依這種情形來看，可能在三個月或半年左右，就會痊癒。

🍄 五、著「醫學衷中參西錄」之張錫純醫師治療妥瑞氏症的螫

張錫純醫師（1860～1933 年）是近代中醫史上的著名醫家，亦是中西醫匯通學派的代表人物之一，西元 1918 年被聘請在奉天開辦近代第一家中醫院－立達醫院，並擔任院長，提倡中西醫合作。

他的著作有《醫學衷中參西錄》，全書內容分為醫方、藥物、醫論、醫話、醫案五個部分，具體表現出以中醫學為主，取西醫學之長處，來闡發中醫理論，豐富治療內容，發揚中醫的學術思想，他一生從事於中醫臨床工作，接受近代

實驗科學的方法，致力於中西醫學的匯通，為中醫開創一股
學術新風 ⁽¹⁴⁾。以下是他用蜈蚣、蠍子治療腦神經障礙的醫
案 ⁽¹²⁾：

㈠蜈蚣

　　蜈蚣味微辛，性微溫，走竄之力最速，內而臟腑，外而
經絡，凡氣血凝聚之處，皆能開之。性為有毒，而轉善解
毒，凡一切瘡瘍諸毒，皆能消之。其性尤善搜風，內治肝風
萌動、癲癇眩暈、抽掣瘛瘲、小兒臍風。外治經絡中風、口
眼歪斜，手足麻木。因其性能治蛇，故又治蛇癥、及蛇咬中
毒。外敷治瘡甲（俗名雞眼，為末敷之，以生南星末醋調敷
四圍）。用時宜帶頭足，去之則力減，且其性原無大毒，故
不妨全用也。附案：

　　1.一媼年約六旬，其腿為狗咬破受風，周身抽掣，延一
老醫調治，服藥十餘日，抽掣愈甚，所用之藥，每劑中皆有
全蠍數錢，佐以祛風活血助氣之藥，大致順適，而未用蜈
蚣。愚用生黃耆六錢，當歸四錢，羌活、獨活、全蠍各二
錢，全蜈蚣大者二條，煎服一劑，抽掣即止；又服一劑，永
不反覆。

　　2.奉天小西邊門外烟卷公司司帳陳秀山之幼子，年三
歲，周身壯熱，四肢拘攣，有抽掣之狀，渴嗜飲水，大便乾
燥，診為外感之熱引動其肝經風火，上衝腦部致腦氣筋妄

行，失其主宰之常也。愚投以白虎湯，方中生石膏用一兩，加薄荷葉一錢，鉤藤鉤二錢，全蜈蚣二條，煎湯一盅，分兩次溫飲下，一劑而抽掣止，拘攣舒；遂去蜈蚣，又服一劑，熱亦退淨。

3.奉天北陵旁那姓幼子，生月餘，周身壯熱，抽掣，兩日之間不食乳、不啼哭，奄奄一息，待時而已。忽聞其鄰家艾姓曾有幼子抽風，經愚治癒，遂抱之來院求治，愚診與前證彷彿，因其係嬰孩，擬用前方，而將白虎湯減半；因其抽掣甚劇，薄荷葉、鉤藤鉤、蜈蚣數仍薄，又加全蠍三隻，煎藥一盅，不分次數，徐徐溫灌之，歷十二小時，藥灌已而抽掣愈，食乳知啼哭矣。翌日又為散風清熱鎮肝之藥，一劑全癒。隔兩日其同族又有三歲幼童，其病狀與陳姓子相似，即治以陳姓子所服藥，一劑而癒。

4.奉天小西關長發源胡同吳姓男孩，生逾百日，周身狀熱，時作抽掣，然不甚劇，投以白虎湯，生石膏用六錢，又加薄荷葉一錢，蜈蚣一條，煎湯分三次灌下，盡劑而癒。

此四證皆在暮春上旬，相隔數日之間，亦一時外感之氣化而使之然也。

5.一人年三十餘歲，突然口眼歪斜，其受病之邊，目不能瞬，用全蜈蚣二條為末，以防風五錢煎湯送服，三劑全癒。

6.一小兒生數日，即抽綿風，一日數次，兩月不癒，為

方用乳香、沒藥各三錢，硃砂、全蠍各一錢，全蜈蚣大者兩條，共為細末。在小兒哺乳時用藥分許置其口中，乳汁送下，一日約服五六次，數日全癒。後所餘藥，又治癒小兒如此證者三人，因將其方名之曰定風丹。按蜈蚣原節節有腦，善理腦髓神經，是以有以上種種療效。

愚凡用蜈蚣治病，而必用全蜈蚣。曾有病噎膈者服藥無效，偶思飲酒，飲盡一壺而病愈，後視壺中有大蜈蚣一條，恍悟其病愈之由不在酒，實在酒中有蜈蚣也。觀於此，則治噎膈者，蜈蚣當為急需之品矣。為其事甚奇，故附記於此。

(二)蠍子

1. 蠍子色青味鹹（本無鹹味因皆醃以鹽水故鹹），性微溫，其腹有小黃點，兩行之數皆八。原具厥陰風木之氣化，故善入肝經，搜風發汗，治痙癇抽掣，中風口眼歪斜，或周身麻痺。其性雖毒，轉善解毒，消除一切瘡瘍，為蜈蚣之伍藥，其力相得益彰也。

2. 鄰莊張馬村一壯年中風，半身麻木，無論服何藥發汗，其半身分毫無汗，後得一方，用藥房中蠍子二兩，鹽炒軋細，調紅糖水中頓服之，其半身即出汗，麻木逐癒。然未免藥力太過，非壯實之人，不可輕用。

☻ 六、中醫治療妥瑞氏症的辨證及思維

㈠妥瑞氏症的虛實寒熱之辨

　　妥瑞氏症患者行為躁動，其神經傳導功能太過，屬於「躁症」、「狂症」，也就是「實症」者較多。

㈡妥瑞氏症的發病年齡差異

　　妥瑞氏症與巴金森氏病的患者都顯現「震顫抽搐」，兩病都有相彷彿的症狀。但是妥瑞氏症的初發作是在小孩時期，大約二歲到十二歲之間，沒有長大到二十、三十歲以上才初發病的。

㈢妥瑞氏症的處方法則

　　妥瑞氏症的處方以清熱為主，實熱者清瀉之，虛者理脾胃。

㈣妥瑞氏症的預後

　　1.根據學者的統計，有三分之一的妥瑞氏症患者會自行痊癒[3]，這部分的患者是症狀較輕微者，隨著年紀的增長，原來分泌過量的多巴胺，逐漸緩和恢復正常，所以自行痊癒。

2.另外的三分之二妥瑞氏症患者在藉由中藥清熱解毒、鎮肝熄風療法，可以有效降低腦部的過度反應，不僅改善其功能，也可能對其神經傳導物質的分泌作有效修正。也就是，只要調節病人的寒熱證候，平衡其虛實體質，使其症狀大幅減輕，當患者稍再成長，則剩餘的小部分症狀應可以隨年齡增加而多巴胺分泌逐漸減少，症狀完全痊癒。

3.但是，少數患者在精神科西藥長久控制後，如果病人的症狀不減反增，則這個病人可能逐漸轉為精神疾病者，此後，幾乎看不到他的妥瑞氏症狀，所出現的精神病行為將是社會大眾頭痛的問題。

㈤妥瑞氏症的審證給藥

1.中醫辨證方面，妥瑞氏症候群患者大部份屬於熱症，少部份有虛熱現象；嚴重患者為陽亢躁狂症候。不少患者伴有精神、情緒要素而肝氣鬱結，出現抑鬱感、焦躁、易怒等症候(1)。

2.中醫治療方面，妥瑞氏症候群患者屬於神經症狀者可用清熱熄風藥，屬於精神、情緒症狀者以重鎮理氣藥為主，躁狂熱盛或有貝希氏症候群者可以加入黃連、礞石、酒製大黃等清熱瀉下藥[1]。

以苦寒藥治療疾病，更需注意病人之「胃氣」，以確保五臟六腑之正常功能。實證患者適時、適量給予養陰、助脾

胃之藥，例如蒼朮、淮山、藕節、粳米；體虛者更需要增加
理脾開胃藥物。

　　3.妥瑞氏症候群僅屬神經障礙者較容易治療，若轉化為
情緒、精神障礙者，較難治療。來診當時沒有服西藥者較容
易治療，患者已長期服西藥者在中醫的診斷處方要一併考
量，治療當然較困難些；尤其是長期服精神科藥的患者，更
加困難。中醫處置要先讓患者能戒斷西藥而病狀未加重，家
長、患者才會安心；進而使症狀明確減輕，才算是為患者解
決困難。

　　4.醫師要避免因症狀誤導而錯用藥，例如有些妥瑞氏症
候群的小孩咳嗽劇烈，醫師不能只考慮氣管炎或鼻炎的問題
(4)。

㈥妥瑞氏症的臨床心得

　　1.患者在治療期間若症狀加重，則應增加消除其神經亢
奮的藥；若出現不同症狀，但是其抽動程度減輕，則不須擔
心。

　　2.門診患者年齡分佈為三歲到四十歲，小孩患者最多。
每一個患者都同意喝苦藥水，可以想像小孩是多麼勇敢，患
者家長苦口婆心地和小孩溝通是多麼費事。除了少數服藥時
間短而放棄治療者外，大多數患者都有很明顯的進步，顯示
中藥的療效很穩定。

☠ 七、妥瑞氏症的「聲語症」治療

「聲語症」是泛稱妥瑞氏症候群患者由口中發出的穢語、狗叫聲、鳥叫聲、鴨叫聲和中英文單字、詞等[3-3]；都是病人曾經學過或聽過的，由潛意識叫出來，嚴重時每一或二秒即連續重覆，無意義的發出聲音；但是患者的思緒並未受到任何影響，當醫生問他問題後，患者能夠馬上回答，回答後仍繼續發出聲語。有些病人的聲語症叫聲很大，家長會教病人戴口罩隔音。

這應該也是腦部出現的「半不自主動作」的疾病。筆者臨床有一個小孩，初發作就有聲語症。也有一個患者發作妥瑞氏症候群，第一年未吃西藥，第二年增加聲語症後開始服西藥，連續服西藥三年，但是他的聲語症仍然是每一至三秒叫一聲。若是用中藥治療，要如何處理呢？

一些臨床醫師治療打嗝，常令患者自己用乾淨塑膠袋包住鼻子和口部，不要漏氣，然後由患者用口、用力呼吸二至三分鐘，一直到患者承受不了二氧化碳太多才停止；也可同時針刺足三里並強刺激捻針，以此方式治療打嗝，常當場減輕。印證前述張錫純醫師談及蜈蚣可治噎膈之病理，也許可以將此「聲語症」和「打嗝」相提併論。

清朝醫宗金鑑（西元 1742 年）雜病心法記載有「有物有聲謂之嘔，有物無聲吐之徵，無物有聲噦乾嘔，面青指黑

痛厥凶。」其治療藥方，嘔吐用小半夏湯，氣盛加橘皮，用橘皮半夏湯；氣虛加蜜參，用大半夏湯；熱盛加薑連，用黃連半夏湯；熱盛大便閉則下之；寒盛加丁香吳茱薑六君，用丁萸六君湯(2)。似乎，「噦、乾嘔、打嗝」與「聲語症狀」皆屬半不自主動作，其病與腦部神經傳導異常有關[33-3]。

　　另外，在金匱要略傷寒心法論述「譫語為實熱，鄭聲為虛熱」，「鄭聲」對聲語症也有參考價值。傷寒心法云：「言語，心主之也，若心氣實熱而神有餘，則發為譫語；譫語為實，故聲長而壯，亂言無次常更變。若心氣虛熱而神不足，則發為鄭聲；鄭聲為虛，故音短而細，只將一言重覆呢喃也。蓋神有餘則能機變而亂言，神不足則無機變而只守一聲也。凡譫語或鄭聲與陽經同見者均屬熱證，可以攻之；若無可攻之證則清解之。譫語或鄭聲與陰經同見者均屬寒證，可以溫之；若無可溫之證則清補之。」

　　「聲語症」與「鄭聲」之類似處，為「無機變而只守一聲」。「鄭聲」音短而細，屬心氣虛熱而神不足，為「虛證」；但是聲語症則大多數是實證，病人是將所學過、聽過的字、詞、狗叫聲、鳥叫聲、鴨叫聲，或是字數少的穢語，由潛意識中發聲出來。聲語症是沒有需要思考而複雜的句子的。

　　因此，中醫治療聲語症，依辨證則以清熱或清補為宜。

八、治療妥瑞氏症的基本類型與方劑 (1)　(2)　(6~5)　(10)
(31)

表 4-1　治療妥瑞氏症的基本類型與方劑

	辨證	症　狀	參考方劑
1	肝氣鬱結	搖頭聳肩，肢體抽動有力，肋下脹痛，食欲不振、性情固執，舌苔白膩，脈弦。	柴胡疏肝湯、加味逍遙散、四逆散、小柴胡湯。
2	肝風內動	搖頭、聳肩、擠眉眨眼、噘嘴、喊叫、踢腿。煩躁易怒、頭痛頭暈、面紅目赤，大便乾硬，小便短赤，舌紅苔白或黃，脈弦實或洪大有力。	鎮肝熄風湯、知柏地黃丸、柴胡龍牡湯、涼膈散、抑肝散。
3	痰火擾神	起病急驟，性情急躁，頭面、軀幹四肢不同部位肌肉抽動，氣力愈大，甚或罵人，神亂無知，喉中痰鳴，煩躁口渴，睡眠不安，舌紅苔黃或膩，脈弦大滑數。	滾痰丸、建瓴湯、小半夏湯、二陳湯、溫膽湯、紫雪丹、安宮牛黃丸、至寶丹。
4	陰虛風動	擠眉眨眼，聳肩搖頭，肢體震顫，伴頭暈眼花，形體憔悴，精神萎弱，手足心熱，汗出便乾，口渴唇紅，喉中作響，舌體光而少津，脈細數微弦。	三甲復脈湯、地骨皮飲、六味地黃丸、八仙長壽丸、當歸六黃湯。
5	脾虛肢冷	神疲肢寒、四肢不溫、大便溏薄、舌質淡胖、舌苔少。	四君子湯、六君子湯、桂枝湯、五味異功散、香砂六君子湯。

（續）

6	氣滯血瘀	頭痛如刺、痛有定處、胸悶煩躁、注意力不集中、舌質紫黯或瘀斑、白睛紫瘀。	乳沒四物湯、桃紅四物湯、桂枝茯苓丸、大黃䗪蟲丸、補陽還五湯。
7	從證	咬指甲、喜食茶米炭土等物、腸胃諸蟲為患。	使君子湯、化蟲丸、烏梅丸、木香檳榔丸。
8	礦物質缺乏，營養失調。	礦物質不足。生化檢查異常。	生龍骨、生牡礪、海鮮、豬腦、豬肝。

☻ 九、妥瑞氏症治療的個別差異 [1] [2] [6] [10]

㈠選擇治療腦部神經病變如驚癇、抽搐、震顫或眩暈等疾病，常採用天麻、製全蠍、製金蜈蚣、白殭蠶、鬱金、元胡、鈎藤、菖蒲、遠志等。

㈡選擇治療有血瘀證或會有自癒能力的藥物。如乳香、沒藥、桃仁、紅花、地龍、丹參。

㈢痰多者加薑半夏、陳皮、生薑、膽南星、白朮、茯苓、萊菔子、紫蘇子、白芥子。

㈣腹部緊張、頸項僵硬、肌肉收縮者可加芍藥。

㈤鼻炎或鼻聲症狀者加白芷、細辛、辛夷、蒼耳子。

㈥症狀減輕後，往往出現正虛的徵象，應改以扶正為主，兼以祛邪。

㈦因多巴胺的高反應性而使患者肌肉、神經長時間處於
亢奮狀態，在給藥有效控制後，隨其證候加入促進胃腸吸收
功能、補氣血虛的藥物。

☠ 十、妥瑞氏症治療的服藥方式

㈠考慮患者的體重過多或不足、身高是否發育不良、臉
色蒼白或紅潤、說話音量大小、大便硬或軟、喝牛奶是否會
腹瀉，並考慮妥瑞氏症候嚴重程度，才決定給藥之劑量。

㈡給藥以生藥（原藥材）煎劑為主。藥粉為輔。

㈢生藥煎煮方式考慮中藥輕清行入上焦藥理，並遵從中
醫典籍記載，只煎煮一次，分二或三次服[22-5]，溫服、冷服
皆可。

㈣怕苦藥的小孩可以在煮好的藥水加入黑糖、果糖或冰
糖。

㈤在妥瑞症狀已幾乎不見時，將治療量逐漸減少；藥帖
改為一帖服兩天或三天，或改為服藥粉。

☠ 十一、妥瑞氏症治療的針灸療法

妥瑞氏症候群患者可以針刺百會、風池、大椎、絲竹
空、合谷、足三里、三陰交、神門、內關、崑崙、太衝等。
耳針或留針也可採行。若陰虛陽亢屬督脈者可針曲骨，屬少
陽者可針太衝；所謂「壯水之主，以制陽光」也。若小孩患

者排斥針灸，治療方式則以內服藥物為主[8]。

☠ 十二、妥瑞氏症治療的生活保健

　　在治療過程中，請病人也注意生活的調理，少食過於油膩、刺激、興奮性食品，以免損傷脾胃；多運動，多曬陽光，多食蛋、豬肝、魚、肉、堅果、蔬菜。不要過度勞累，避免精神過度緊張，希望在短期內恢復健康[1][6]。

第五章　中西醫共同努力可有效治療妥瑞氏症

一、輕症者不必服妥瑞氏症藥

　　雖然全世界西醫對妥瑞氏症患者付出最大的的照顧和努力，但是到目前仍然沒有適當西藥能妥善治癒妥瑞氏症。曾有一個媽媽氣呼呼的告訴我，她帶小孩去看某神經科醫師時，醫師說：「妳的小孩患了妥瑞氏症，現在症狀不嚴重，不必吃藥，只要注意飲食起居；如果症狀嚴重了，才來拿藥。」這媽媽生氣的是，醫生在疾病輕微時不治療，卻吩咐患者病重才來醫治。我是好說歹說，她才弄清楚神經、精神科的藥要加倍小心，加倍慎重給藥，那個醫師是一番好意。

　　近年來西藥在神經、精神疾病藥物的發展有快速的進

步，用藥精準、明確，尤其在治療病人的精神異常，常能獲
得快速的穩定；不過，雖是療效好，但復發率高。而且常只
是在病患功能的改善，並沒有治好腦部結構性的問題。不論
稱這結構性缺陷是「基因異常」，或是稱為「體質不良」，
西藥目前確是未能克竟全功。

☻ 二、中藥調整患者體質

　　中醫治妥瑞氏症並不是僅發揮某一藥物的特殊療效，也
常常沒有立竿見影的功效；但是可能是因為君臣佐使的藥物
配伍，所以沒有西藥的「副作用」。雖然中藥的短期療效較
不明顯，整體而言，依調整體質而使疾病接近痊癒者確實很
多。

　　每個妥瑞氏症患者的發作症狀不一樣，也常在不同的時
間或不同階段出現不同的症狀，症狀也可能反覆出現；當
然，有的患者也有逐漸痊癒的機會。通常，對患者或家長而
言，神經抽動的症狀固然是困擾，「翻白眼、罵髒話」等情
緒精神障礙只是加重他們的心理壓力；若出現刻板無意義且
喃喃自語的「聲語症」，則會使家長猛然警覺事態嚴重而求
醫。

☻ 三、由患者的服用西藥劑量判斷其疾病程度

　　大部分的醫生都知道腦部疾病引起的神經、精神異常很

難治療，而妥瑞氏症患者初診的家長卻很難相信。以下列出
我的門診病人正在服用，或在一個月內服用的西藥名稱，
「適應症」和「副作用」資料是摘錄自陳長安先生編著的
「2005常用藥物治療手冊」。

　　中醫師若能瞭解患者服用的西藥種類、劑量和已服用時
間，這些會有助於判斷病人疾病的輕重程度，既避免被患者
來診時的症狀所誤導，也有助於中藥的劑量選擇；必要時，
可藉著西藥的遞減服用，共同在最短的時間內讓病人獲得最
大改善。

表5-1　妥瑞氏症患者常用西藥適應症與副作用一覽表

	藥品名稱	適應症	副作用
1	Akineton (AKIN) (Biperiden)	【署核】帕金森氏症。帕金森症的治療劑，它對運動不能(akinesia)和僵直最有效。對流涎和皮脂漏的減少也有效。會產生暫時性的欣慰感(euphoria)和情緒提升，尤其是腸胃外投與。靜脈注射會引起低血壓和共濟不能(incoordination)。	
2	Alprazolam	【署核】焦慮狀態。	嗜睡，頭昏眼花，抑鬱，眩暈，噁心，嘔吐。

（續）

3	Amantadine	【署核】帕金森症候群及A型流行感冒症狀。 【非署核】1.亞洲型(Asian'A')流行性感冒感染的預防和症狀處理,尤其是高危險的病人或有可能接觸到病毒的地方例如:在醫院監護,感染的家屬。2.帕金森氏症或藥物引起的錐體外反應之症狀治療,通常和L-dopa併用。	眩暈、頭重腳輕、焦慮不安、過度興奮、混亂、輕度抑鬱、起立性低血壓(Orthostatic hypotension)、尿液遲疑(Urinary hesitancy)、便秘。
4	Ativan Lorazepam	【署核】焦慮狀態。 【非署核】麻醉前給藥、癲癇重積狀態。	治療癲癇重積狀態時最常見的危險為呼吸抑制;麻醉前給藥則為中樞神經抑制。靜脈注射可能導致注射部位疼痛及燒灼感。
5	Baclofen	限用於脊髓和大腦之疾病或損傷所引起之肌肉痙攣。1.本品可緩解與急性肌肉骨骼疾病(如發炎狀態);末梢受傷(如扭傷、運動過度);結締組織疾病等有關的肌肉驚厥引起的不適和疼痛。2.本品可減輕由多發性硬化症,脊髓疾病和其他神經疾病等引起的驚厥。	噁心、嘔吐、短暫性昏睡、精神混亂、疲勞、肌無力。
6	Budesonide	【署核】季節性及經年性過敏性鼻炎、血管運動性鼻炎。 【非署核】氣喘、季節性、經年性、過敏性、血管性等鼻炎及鼻瘜肉切除。	開始使用時,有病例報告會有打噴嚏的現象,輕微鼻出血現象偶有發生。

(續)

7	Bupropion (Wellbutrin SR)	【署核】憂鬱症、治療尼古丁依賴性，作為戒煙之輔助。	1. 全身(一般)：發燒、胸痛、衰弱。2. 心血管：心搏過速、血管擴張、姿勢性低血壓、血壓升高、潮紅、昏厥。3.中樞神經系統：癲癇發作、失眠、震顫、注意力障礙、頭痛、頭暈、抑鬱、精神雜亂、激動、焦慮。4.內分泌及代謝：厭食及體重減輕。5.胃腸：口乾、胃腸障礙，包括噁心及嘔吐、腹痛及便秘。6.皮膚/過敏：皮疹、搔癢、出汗、過敏反應，嚴重度由蕁麻疹至血管性水腫、呼吸困難/支氣管痙攣、及罕見之過敏性休克反應。也有關節痛、肌痛及發燒伴隨皮疹及其他暗示遲發性過敏症狀出現的報告。這些症狀可能很像血清病。7.特殊感官：耳鳴、視覺障礙、味覺障礙。8.服用過量時，應讓患者住院。確保呼吸道暢通，以及充分的氧氣供給與換氣。如果在服藥後迅速處

（續）

			理，則可以洗胃。Bupropion沒有特定的解毒劑。
8	Catapres (clonidine)	【署核】高血壓。 【非署核】1.治療輕度至中度的高血壓，可單獨使用，或與利尿劑或其他的抗高血壓藥一起服用。2.偏頭痛的預防性治療。3.當病人以methdadone持續法做opiate的解毒治療時，可用本品來減少opiate的禁戒症狀。	投與之初，偶有口乾，思睡及鎮靜(但約一週後即消失)、間有頭暈、胃腸不適。
9	Celance (Pergolide)	【署核】輔助levodopa /carbidopa以控制巴金森氏病。Pergolide能抑制人體泌乳刺激素分泌，它會引起血清中生長激素濃度短暫地昇高和降低血清中黃體化內泌素的濃度。	1.一般的觀察：未上市的臨床實驗裡使用pergolide mesylate較使用安慰劑常見的副作用有：神經系統方面包括運動困難、幻覺、嗜眠、失眠，而消化系統方面有噁心、便秘、腹瀉，消化不良；在呼吸系統方面則包括鼻炎。2.與停藥後相關：在美國及加拿大上市前的臨床實驗，大約有1200位病人接受pergolide mesylate治療帕金森氏病，其中27%因副作用而停藥，造成停藥最常見的是神經系統(15.5%)，主要是幻

（續）

			覺(7.8%)和精神混亂(18%)。
10	Clonaze-pam (Rivo-tril)	【署核】癲癇。 【非署核】1.小發作的變型(Lennox-Gastaut 症候群)。2.肌強直性和運動不能的癲癇發作。3.對 succinimides 沒有反應的單純無急性發作的癲癇(可單獨使用或做為輔助劑)；有些證據指出，合併使用其他的藥物對精神運動和局部性癲癇發作有效。4.癲癇的連續狀態(Status epilepticus)(IV)。	思睡、運動不能、行為障礙或異常。
11	Clomipra-mine HCL (Clopran)	【署核】憂鬱病。 【非署核】各種不同病因及症狀的憂鬱症，強迫觀念及強迫行為的症狀以及恐懼症，恐懼的發作，慢性疼痛，夜尿症。	1.循環系統：偶有血壓下降、頻脈等出現。2.精神神經系：可能發生嗜眠，偶有震顫等帕金氏症狀，幻覺、譫妄、精神、錯亂、失眠等，發生此類症狀時，應予減量或停藥等適當之處置。3.抗 choline 作用，偶會發生口渴、排尿困難、眼內壓亢進，視力調節障礙以及便秘等。4.過敏症狀：偶會發生皮膚疹等過敏症狀，一旦發生此類症狀時，應予停藥。5.血液：偶會發生非顆粒性細胞

（續）

		症、白血球減少等血液障礙，宜定期作血液檢查，一旦發現異常如前驅症狀之發熱、咽頭痛、類流行性感冒症狀時，應予停藥。6.肝臟：偶會發生肝機能障礙，應予充分觀察，如發生此類症狀時，應予停藥。7.消化系統：甚少發生腸管麻痺(如食慾不振、噁心、嘔吐、便秘、腹部脹或鬆弛以及腸內容物鬱積等症狀)，由於可能轉變成麻痺性腸阻塞，因此如發生腸管麻痺時，應予停藥。
12	Convulex (Depakine) (Valproic Acid)	【署核】癲癇小發作、混合型。 【非署核】1. 無急性發作的單純和複雜的癲癇，包括小發作(單獨或其他抗驚厥劑併用)。2.可做為多重性癲癇發作類型的輔助治療劑，包括大發作，肌強直性(myoclonic)，缺乏非定型的複雜性部份或無張力的癲癇發作。	噁心、嘔吐、消化不良、鎮靜、血清中谷丙轉胺酶和 LDH 濃度提高。
13	Cyprodin	【署核】蕁麻疹、過敏性皮膚炎、濕疹、藥物疹、皮膚搔癢症、血管神經性浮腫、鼻炎、枯草熱、支氣管氣	鎮靜；口、鼻、喉嚨乾燥；眩暈；協調能力受損；胃不適；支氣管分泌增厚；心智

（續）

		喘。 1.緩解各種過敏反應，特別是鼻炎、過敏性結膜炎和過敏性皮膚病癥(蕁麻疹、搔癢、血管水腫)。2.預防或減少血液或血漿的過敏反應。3.可做為治療無防禦性過敏反應的輔助治療劑。4.緩解由於藥物或血清反應，身體過敏或蚊蟲咬傷等引起搔癢。5.促進食慾。	混亂。
14	Desmopres-sin	【署核】中樞尿崩症，原發性夜尿症(限用 7 歲以上病患。) 【非署核】治療中樞性尿崩症、夜間遺尿，輕度與中度血友病與 Von Wille-brand's disease，腎功能試驗，尿崩症的診斷。	經常使用大劑量者發生忽然的頭痛及嘔吐、鼻塞、鼻炎及紅腫、就如輕度的腹絞痛及幽門痛的發生也常有報告，當量減少或停止時，這些症狀均可消失。
15	Diclofenac	【署核】下列疾患及症狀之消炎、鎮痛：慢性關節風濕，僂麻質斯變形性關節症、變形性脊椎症、腰痛症、骨盤內炎症、末梢神經病變、腰部椎間突出症、偏頭痛。 【非署核】挫傷，外科手術後，月經困難或 adnexitis 引起的疼痛，或脊椎病變的疼痛、非關節引起的疼痛，以及 ENT 較嚴重感染的輔助療法。	偶有胃腸症狀，顫痛，眩暈，發疹，較少發生者：腎功能異常，胃腸出血，肝炎，過敏。

（續）

16	Ditropan	【署核】因膀胱神經之控制不適所伴隨排尿諸症之緩解。 【非署核】各種尿急、頻尿、尿失禁。	
17	Eurodin Estazolam	【署核】失眠。	步行失調、倦怠、頭痛、頭重腳輕、眩暈、坐立不安、搖晃感。
18	Haloperidol（Haldol）(Halosten)	【署核】躁病、精神病狀態、嘔吐、噁心、攻擊性與破壞性之行為障礙、舞蹈病。 【非署核】1.治療急性和慢性的精神病，不論是器質性或藥物誘發的皆有效。2.控制狂燥抑鬱性精神病的狂燥期。3.緩解嚴重的噁心和嘔吐。4.控制難以馭駕的打嗝。5.緩解與各種身體疾病或手術前有關的焦慮、憂慮和激昂。6.幫助酒精的禁戒。7.可做為破傷風和急性間歇性紫質症。8.控制病重的攻擊性。9.控制 Gilles de la Tourette's 症候群的抽搐和發育困難。	(大部份都在治療初期出現)、思睡、起立性低血壓(眩暈，虛弱)、口乾、視力模糊、便秘、鼻塞、心悸。
19	Lexotan	【署核】焦慮狀態。可用來治療精神上和神經上的障礙。	
20	Luvox Fluvxamine Maleate	【署核】情緒性症狀(持續性情緒低落、精神功能傷害及精神異常等)。	Luvox 耐受性良好，口服後可能較常會出現非意識機能反應，

（續）

		屬精神科方面藥物，治療某些情感性的異常症。其作用機轉在於抑制腦神經內Serotonin的再吸收。治療有自殺意念病患，於第一個星期即可顯示其療效。臨床上Luvox對心臟機能沒有不良作用，且不會造成姿態性低血壓。	如視力模糊、口乾、以Luvox治療時最常見的症狀是噁心、偶有嘔吐、這些現象通常會於治療期間之兩星期內漸次消失，Luvox臨床治療研究，最常見的不良反應有嗜眠、便秘、精神激動、厭食和顫抖現象。
21	Methylphenidate (Ritalin)	【署核】過動兒症候群、發作性嗜睡症。 【非署核】1.本品可做為孩童之極微小的腦功能失常(MBD)，即過動兒症候群的輔助治療。2.治療發作性嗜睡症。3.緩解輕度的憂鬱症。4.藥物引起的嗜眠。	神經質，失眠，就孩童而言，也常出現食慾不振，體重減輕和心跳過快。
22	Mogadon	【署核】失眠。	搖晃感、步行失調，倦怠感，食慾不振，便秘，頭痛，頭重感，眩暈，不安，興奮，欣快感。
23	Olanzapine	【署核】精神分裂症及其它明顯有正性及/或負性之精神病。 【非署核】1.治療急性和慢性的精神病，不論是器質性或藥物誘發的皆有效。2.控制狂燥抑鬱性精神病的狂燥期。3.緩解嚴重的噁心和嘔吐。4.控制難以駕馭的打	在臨床試驗中，服用本品後，1~10%的機會偶見其他不良的反應，包括頭暈，難以靜坐、食慾亢進、手足水腫、姿勢性低血壓、口乾及便秘、肝臟氨基轉移酶(ALT/SGPT及AST/SGOT)

（續）

		嗝。5.緩解與各種身體疾病或手術前有關的焦慮，憂慮和激昂。6.幫助酒精的禁戒。7.可做為破傷風和急性間歇性紫質症。8.控制病重的攻擊性。9.控制 Gilles de la Tourette's 症候群的抽搐和發育困難。	之數值亦偶而會短暫上升，然而並無徵狀；無徵狀的嗜伊紅血球增多症，亦偶而見之。
24	Prozac (Fluoxetine)	【署核】抑鬱症、暴食症、強迫症。	發疹、蕁麻疹，其他還包括發燒、淋巴腺病變、蛋白尿、轉胺酶輕度上升。
25	Pyridostig-mine bro-mide	【署核】重症肌無力。【非署核】做為 curariform 藥物的拮抗劑。	參見 Neostigmine，此外還有：發疹，對於胃腸的副作用其發生率比其他類似的製劑要來得低。
26	Risperidone (Risperdal)	【署核】精神異常引起之相關症狀。【非署核】本品適用於急慢性精神分裂症與其他精神病狀態之活性症狀(如幻覺、妄想、思考障礙、敵意、多疑)與負性症狀(如情感遲滯、情緒鬱結與社交退縮、缺乏言談)。本品亦可減輕伴隨精神分裂症產生之情感症狀(如憂鬱、愧疚感、焦慮)。	本品耐受性極佳，在許多情況下很難分辨是副作用或疾病本身之症狀、於臨床試驗中使用本品所觀察到的副作用如下：常見：失眠、精神激動、焦慮、頭痛。罕見：嗜眠、疲倦、眩暈、注意力受損、便秘、消化不良、噁心、腹痛、視力模糊、異常勃起、勃起困難、無法射精、無高潮、小便失禁、鼻炎、皮疹及其他過敏

(續)

			反應，本品較傳統抗精神分裂症藥物少引起錐體外徑作用、然而，少數病例仍可能產生下列錐體外徑症狀：震顫、肌肉僵直、多唾液流涎症、運動徐緩、靜坐不能、急性肌緊張不足、這些症狀通常極為輕微，如降低劑量或必要時投與抗巴金森藥物，症狀可消除。
27	Sibelium	【署核】噁心、眩暈、迷路障礙、暈動病、末梢血管循環障礙。 【非署核】對於腦血管障礙。中風後遺症。動脈硬化症。末稍血液循環障礙之改善與治療。	
28	Sinemet	【署核】帕金森氏症及綜合病徵(肌肉強直及運動遲緩震顫、流涎吞嚥困難及姿勢不穩)。治療帕金森症，不論是自發的，腦炎後的或受傷或腦血管硬化次發性的。	
29	Sulpiride (Sulpin) (Dogmatyl)	【署核】精神病狀態、消化性潰瘍。 【非署核】1.精神分裂病。2.鬱病以及憂鬱狀態。抑制下視丘交感神經中樞的興奮，增強防禦因子。顯著增	口乾、噁心、嘔吐、便秘、內分泌機能異常、震顫、急躁。

（續）

		加胃壁血流量，促進胃黏液的分泌。胃、十二指腸潰瘍、焦慮症候群。	
30	Tegretol (Carbamazepine)	【署核】癲? 大發作、精神運動性發作、混合型發作、癲? 性格及附隨癲? 之精神障礙、三叉神經痛。 【非署核】1.精神運動性癲癇發作(單獨使用，或與 primidone 或 phenytoin 一起使用)。2.大發作(與 phenytoin 併用)。3.混合型的癲癇發作。4.緩解與三叉神經痛有關的疼痛。5.終止難以治療的打嗝(僅供試驗使用)。6.躁症和躁狂憂鬱症的預防。7.酒精禁戒症候群。8.尿崩症。9.糖尿病性神經病變之疼痛。	一般而言，如依照推薦劑量使用並留意所列注意事項，本品耐受性良好、不良反應-如食慾減退、口乾、乾嘔、腹瀉或便秘、頭痛、暈眩、嗜睡、運動失調、視覺調節作用異常、複視或老年人偶而發生的精神上混亂及激動，尤其在治療初期，通常經過 7~14 天或暫時降低劑量，這些副作用就會自然消失，其他因本品的抗利尿作用導致的高血鈉症，有時無伴隨嘔吐、頭痛、精神混亂，則較少發生，皮膚過敏反應、發燒及剝落性皮膚炎，Stevens Johnson 症，毒性表皮壞死分解，毛髮脫落，此外：白血球減少症、血小板減少症、顆粒性白血球缺乏症、再生不良性貧血、血栓性栓塞、心臟傳導異常、肝炎、蛋白尿、淋巴

(續)

			結腫脹等也曾看過報告。
31	Tofranil (Imimine) (Imipramine)	【署核】憂鬱病，夜尿。 【非署核】不同病因及症狀所引起的憂鬱症，恐懼症發作，慢性的疼痛狀態，夜尿症，帕金森症及其症候群。	
32	Trihexyph-enidyl (Ar-tane) (Biperiden)	【署核】帕金森氏症侯群。 【非署核】1.可單獨或輔助治療帕金森症狀，特別是僵硬的病例。2.本品可預防或緩解由於抗精神病藥物治療所引起的錐體外反應。	口乾，視力模糊，眩暈，噁心，神經質思睡，尿意猶疑。
33	Vitamin B6 Pyridoxine	【署核】皮膚炎、妊娠惡阻。 【非署核】1.治療 pyridox-ine 缺乏症，如飲食攝取不足，代謝先天性缺陷(如依賴 pyridoxine 的痙攣，pyridox-ine 反應性的貧血)或藥物誘發的排空(如由於 isoniazid，酒精，口服避孕藥)。2.控制懷孕或放射治療所造成的噁心和嘔吐(己經證實對痙攣無效)。	(通常為大劑量時)感覺異常，嗜眠，發潮，減低血中葉酸的濃度，注射部位疼痛。
34	Zinc gluco-nate (Zinga)	【署核】鋅不足之補充。 近年來發現鋅(Zn)在維持攝護腺功能，性功能，傷口癒合，肝功能等都扮演重要的角色。	

（續）

| 35 | Zyrtec (cetirizine) | 【署核】季節性鼻炎，結合膜炎，過敏性鼻炎，蕁麻疹，過敏性搔癢等過敏現象。 | 與對照組(安慰劑)比較，未有口乾，嗜睡，頭痛等現象。 |

第六章　妥瑞氏症兼見的神經精神症狀

「共罹症」（Comorbidity）是指一起出現的兩種或兩種以上的「症」或「症候群」。要治療一種病變已是難纏，何況又加上另外的一、二種。妥瑞氏症病人的共罹症不少，包括兼見強迫症、自閉症、躁動症、憂鬱症等。

一、妥瑞氏症兼強迫症的孩子

㈠強迫症病人的意念

強迫症的病因主要是大腦結構異常、腦中神經傳導物質血清素不平衡，和基因遺傳等因素。

人體的神經傳導物質在突觸間以擴散的方式，到達下游

神經元負責接受訊息的末梢「樹突」，並在細胞膜上特定的
受體發生作用，引發下游神經元膜電位的變化；而多餘的神
經傳導物質不是被「再回收」，就是被分解成不具活性的物
質。強迫症的發生可能是血清素（Serotonin；5-hydro-
xytryptamine；5-HT）的過早再回收，以致干擾神經元間正
常的訊息傳遞[30-1]。

　　腦部每天有很多的訊息出入，會依照重要性去安排訊息
的先後、反應的順序。在腦部接收、過濾、選擇訊息和做出
反應的部位，主要是基底核或尾核、丘腦、眼額葉等區域，
人的意識層次常無法察覺到這些部位的運作。強迫症患者可
能是這個神經迴路有異常，以致發生很多強迫症的行為。

　　醫學家以先進儀器正子放射斷層攝影（PET scan）檢查
腦部，發現強迫症患者的基底核、尾核、眼額前葉的葡萄糖
代謝率比正常人高。強迫症的病人常出現的意念有：

　　1. 某種意念或衝動持續進入一個人的意識層面

　　⑴縈繞不去的意念：屬自我失調性的反覆、持久的想
法、思想、形像或衝動。

　　⑵難以抗拒的衝動：根據某些規則或以反覆性的方式所
表現的逃避或抵銷的行為，但該行為與現實生活關聯性不
大，得不到樂趣，但可降低緊張。

　　2. 同時會呈現焦慮或害怕，使患者採取一種相反的行為
來抵抗初期的意念或衝動。

　　3.此意念或衝動非患者所預期、接受，且非其所能控制的。

　　4.患者知此意念或衝動為不合理的狀況。

　　5.患者很想抗拒此種意念及衝動[23~5]。

㈡強迫症的主要症狀

表 6-1　強迫症的主要症狀

	類型	強迫思考	強迫行為
1	怕被污染	怕被細菌、糞便、尿液污染。	不斷洗手、清洗物品、健檢。
2	怕身體傷害	怕傷到自己或他人；隱藏。	不敢單獨與小孩相處；藏刀子。
3	死亡	常出現對方死亡的影像。	用力去想活著的影像。
4	意外傷害	可能已經撞傷別人。	打電話到醫院查；折回原路查。
5	社交場合不被接受的行為	擔心自己會大叫、咒罵、或出現其他失控行為。	嘗試控制行為；避免參加社交活動；問別人自己是否做錯。
6	性	重複出現性畫面或擔心。	避免與異性相處；極力去除想法。
7	宗教	褻瀆神的想法，對宗教懷疑。	禱告；尋求告解；補償上帝。
8	整齊、次序性	將東西擺整齊；行動求準確；依循固定行事或數目。	重複一個動作很多次；不斷重複直到感覺對。
9	無意義	無意義的詞句、影像、音調、言語、或一串數字等。	重複讀誦。

(三)重複性動作不是強迫症

　　有些兒童會忙於重複性的行為，如反覆數數，或是重複地搬運、碰觸、或是避開特定物，這些行為並不符合成人所定義的強迫性行為條件 (23-1) 。

　　因為這些兒童並不會為對抗此種行為而產生心理掙扎。然而，以另一角度來說，它們是如此地類似於我們在成人身上所觀察到的強迫性症狀。成人型的強迫性症狀出現時，通常是焦慮症或憂鬱症的部分症狀表現。

　　可能的話，任何的壓力環境都應做改變。因為強迫性症狀通常是原發性的焦慮，或憂鬱症的部分症狀。應儘可能降低壓力源，對於病童和父母也應給予精神支持，因為強迫性症狀比起重複性動作的預後要來得差。

(四)中醫治療妥瑞氏症兼強迫症

　　大家都知道強迫症難醫，患病嚴重的小孩或青年人所引起的困擾，將整個家庭的生活秩序都嚴重攪亂了。幾乎在每一時刻，父母親都必須盯著這個孩子。既要忍耐孩子長時間、無必要的行為，也要忍受其反覆再三的言語詢問、疲勞轟炸；感傷於孩子的獨立生活、未來嫁娶，更灰心於醫學是那麼的無能與有限。

　　中醫治療妥瑞氏症兼強迫症者，除了給予病人信任、心

理輔導；藥物治療在妥瑞氏症處方加入滋陰壯水的方劑，如知柏地黃湯；兼有躁症者加黃連解毒湯；若屬陽虛者可加少量補陽藥如乾薑、製附子、玉桂，會較快醒腦、穩定病情[28]。

　　另外，建議病人家長重新指導病人的生活常規。例如在浴室逐項指導病人的洗澡次序，以喚起病人在年幼期曾經學會的動作行為；這樣，對經常洗澡三、四小時，洗手一、二小時、大便擦拭一小時以上的病人，有調理腦部思緒、重新記憶的效果。

🎬 二、妥瑞氏症兼躁動的孩子

　　雖然父母親聲稱他們的妥瑞氏症孩子兼患有過動症，或已聽過別的醫師診斷為「妥瑞氏症兼過動症」，但是在西醫病理的研究，在妥瑞氏症患者的腦部基底核分泌的神經傳導物質多巴胺是太多，而過動症孩子分泌的的多巴胺則是太少；既是同一個人，多巴胺的分泌量太多和太少是不會同時存在的，孩子的「精力旺盛、動作頻頻」，不能就歸類為過動症。

　　因此，比較適當的說法是，這個妥瑞氏症患者兼有躁動現象，而「躁動」在中、重度的妥瑞氏症患者是常有的，中醫的治療只要加重鎮肝熄風藥如建瓴湯、和清熱解毒藥如黃連解毒湯，就可以使病人情緒穩定下來。

☠ 三、妥瑞氏症兼自閉症的孩子

　　極少數的妥瑞氏症病人併有自閉症，可想而知，治療很辛苦。

　　自閉症也是重大疾病，雖然罕見，仍是讓醫生、家長、社會人士付出很多心力的病人。自閉症的孩子是在幼年短暫時光的正常發展後，在兒童早期就開始出現異常行為；臨床的特徵有[23-3]：

　　㈠關聯失能：儘管父母以親情深切的笑容或是充滿愛憐地擁抱，自閉症的病童對於他們父母不會有任何回應；病童會逃避目光的接觸。

　　㈡語言障礙：病童說話的能力可能是正常的發展，然後逐漸退步；或是孩子的發展延遲。。

　　㈢非語言性溝通障礙。

　　㈣拒絕改變習慣：病童會為日常生活規律的變化而十分苦惱。他們較喜歡不變的食物，堅持要穿同樣的衣服，或是熱衷於相同而重覆性的遊戲。

　　㈤常有古怪行為。

　　㈥約有四分之一的病童會出現癲癇發作，通常是在青少年時期。

　　一般的自閉症或智商較低的患者以虛症者居多，筆者的妥瑞症兼自閉症患者，卻是實症、躁症者較多，有的已幾近

於狂症。有一個十二歲的男孩經常咬、打他的媽媽，在媽媽的兩前臂橈骨側各有長十五公分、寬四公分是密密麻麻的咬痕。雖然患者已久服西藥，仍然常暴力攻擊他人，破壞物品。醫師在看診時，都要提防被病人傷害。

第七章　妥瑞氏症併發疾病及其治療淺介

🍄 一、妥瑞氏症併發銅離子升高及其治療

　　西醫檢查妥瑞氏症病人的血液、腦波，幾乎都是正常，也查不出顱內組織或血管有任何病灶。倒是常會檢查病人的銅離子量，如果銅離子的含量升高，病人的家長是必須提高警覺的。

㈠元素：

　　人體是由元素組成的，就生命的化學及分子生物學本質而言，人類的生長、發育、繁殖、遺傳、生化反應、能量轉換、新陳代謝等重要生理現象的物質基礎，均是人體與環境

進行多種元素、不同元素在機體內進行複雜化合及分解代謝
的生物學過程⁽¹⁶⁾。

目前已知自然界有 92 種天然存在的化學元素；而人體
已發現 81 種，其中常量元素 11 種佔人體體重 99.95 ％，微
量元素 70 種佔人體體重 0.05 ％；微量元素中有 14 種被確定
是人體必需微量元素，即鐵、鋅、銅、錳、鉬、硒、鈷、
鉻、氟、碘、鎳、釩、錫、鍶。

微量元素的生理功能包括：(1)酶系統之激活作用。(2)促
進人體激素之分泌活動。(3)微量元素是遺傳物質核酸的構成
部分。(4)參與新陳代謝。(5)協同將常量元素運到全身，如含
鐵的血紅蛋白將氧帶到每一個細胞。(6)微量元素是某些微生
素的組合成分，如鈷是維生素 B12 的重要成分。

㈡銅離子的功能：

銅離子（Cu）的主要功能是(1)酵素的輔酶。(2)去除體內
自由基。(3)細胞內氧的攜帶供應。如果人體因營養失調或攝
取不足，則可見貧血或嗜中性白血球減少症。

在人體內的鋅、銅存在一定的比例關係，鋅銅在吸收過
程中也出現競爭性抑制現象，鋅銅代謝失調是引起動脈硬化
的重要因素。

㈢銅離子下降：

「銅」下降會引起血清膽固醇（Cholesterol）和中性脂肪（三酸基甘油）（Triacylglycerol，TG）升高。銅離子過多常見於大多數疾病和癌症，會有黃疸、胃腸炎、肝硬變或精神分裂。

「鋅」下降會引起 HDL（High-density lipoproteins）下降，使周邊組織膽固醇之清除受障礙。「鋅」下降也可誘發肝臟合成半胱氨基和硫基的蛋白質，此類蛋白質對銅離子的親和力大，可結合大量的銅，而使游離銅減少，且含銅酶活性下降。

當血漿中的二價 Fe 衍生為三價 Fe 時，才能進入骨髓合成血紅蛋白，此過程需要銅藍蛋白（ceruloplasmin）。銅藍蛋白又稱鐵氧化酶，長期或少量補充鋅時，會造成該酶活性下降；故鋅銅失調會引起缺銅性貧血，也就是缺鐵性貧血。

㈣銅離子上升：

銅和鋅之間有拮抗作用，當銅吸收上升後，可抑制鋅的吸收，導致血清的鋅下降；也就導致銅鋅比值升高。銅鋅比值上升也是肺癌發病的危險因子。

㈤**中醫治療：**

　　因此，如果妥瑞氏症小孩的臉色恍白、抽搐震顫、或生病頻繁，常被抽血檢查銅、鋅離子含量。中醫治療銅離子升高者，既考量先防止肝豆狀核變性（Wilson's disease）[33-2]，也考量是患者單純的肝功能障礙，當然，最根本的處理方式是使肝臟調節銅離子的合成與代謝成為正常，治療藥物可選擇黃連解毒湯、龍膽瀉肝湯、溫膽湯，在治療妥瑞氏症的處方中加黃芩、黃連、柴胡、梔子等。

☻ 二、妥瑞氏症併發長期口腔黏膜潰破及其治療

　　妥瑞氏症小孩患有多年口瘡性口內炎者，應避免患者病情惡化。這種病在古代稱為「狐惑」，在現代稱為「貝希氏症候群」（Behcet's syndrome 或稱白塞氏症）[29]。

　　長期口腔黏膜潰破的疾病要預防其成為貝希氏症候群，個人在臨床上有一位妥瑞氏症小孩發病第二年即發作口腔內潰破，在舌體左側或右側、上下口唇內側、口腔肌肉等處，潰破後稍癒，隨即他處潰破，疼痛難堪，雖服西藥治療三年，病症反覆再發。這是妥瑞氏症併發貝希氏症候群的病例。

　　貝希氏症候群是1937年由土耳其的皮膚科醫師（Hu-lusi Behcet1889～1948）所提出，在皮膚會發生滲出性紅斑樣的

發疹，外陰部為發生糜爛潰瘍，有時會出現角膜炎症狀和網膜症狀，更會併發口唇炎和口內炎，也會發生風溼症樣疼痛，並兼起發熱。此後醫界將這症候群稱為貝希氏症候群。

貝希氏症候群除了會發口瘡性口內炎與陰部潰瘍外，並會在眼睛發生復發性前眼房蓄膿性虹彩毛狀體炎，它會反覆出現、慢性進行。一般而言，生命的預後雖無不良，但多會失明。此病在日本於第二次世界大戰後急激增加，且多發生在成人女性，女男的罹患率為二比一左右，一般以男性的症狀較為不良。關於它的原因，除認為是特殊的病毒之外，還有細菌過敏性說，或是膠原病者，但尚無定論。

中醫典籍始載於東漢張仲景「傷寒雜病論」，表示中國在兩千年前的漢朝，此症有相當規模地流行。醫宗金鑑金匱要略（清朝乾隆，1742 年編著）之「百合狐惑陰陽毒病脈證并治第三」云：「狐惑之為病，狀如傷寒，默默欲眠，目不得閉，臥起不安。蝕于喉為惑，蝕于陰為狐。不欲飲食，惡聞食臭，其面目乍赤乍黑乍白。蝕于上部則聲嘎，甘草瀉心湯主之。蝕于下部則咽乾，苦參湯洗之。蝕于肛者，雄黃熏之。」（「狐惑、牙疳、下疳等瘡之古名也，近時惟以疳呼之。下疳即狐也，蝕爛肛陰。牙疳即惑也，蝕咽腐齦，脫牙穿腮破唇。每因傷寒病後餘毒，與濕匿之為害也。或生斑疹之後，或生癖疾下利之後，其為患亦同也。」、「狀如傷寒，謂發熱憎寒也。默默欲眠，目不得閉，謂其病或在陰，或在陽，故臥起俱不

安也。此病有蟲，蟲聞食臭而動，動則令人煩心，故不欲飲食，
惡聞食臭也。面目乍赤乍黑乍白，亦由蟲動交亂胃中；胃主面，
故色無定也。惑蝕于上部之喉，故先聲嗄，毒在喉也。狐蝕於下
部之陰，故先咽乾，毒在陰也。」)

　　脈經云：「病人或從呼吸，上蝕其咽；或從下焦，蝕其
肛陰。蝕上為惑，蝕下為狐。狐惑病者，豬苓散主之。」

　　「病者脈數無熱微煩，默默但欲臥，汗出。初得之三四
日，目赤如鳩眼，七八日目四眥黑。若能食者，膿已成也，
赤小豆當歸散主之。」(「脈數主瘡主熱，今外無身熱而內有
瘡熱，瘡之熱在于陰，故默默但欲臥也。熱在於陽，故微煩汗出
也，然其病初得之三四日，目赤如鳩眼者，是熱蘊于血，故眥絡
赤也。七八日四眥皆黑者，是熱瘀血腐，故眥絡黑也。若不能
食，其毒尚伏於裏；若已能食，其毒已化成膿也。」。)

　　日本漢方醫家矢數道明（1905～2002年）對「貝希氏症
候群」之治療，則以溫清飲加連翹為主要選方，即以黃連解
毒湯瀉肝熱，和以四物湯補肝血之合方[27]。

　　台灣當代中西醫結合治病李政育醫師將已經長期服用類
固醇、強力止疼西藥的患者，辨證為脾陽虛、腎陽虛和肝血
虛三種證型，依病情輕重在溫補熱藥方劑中加入清熱解毒、
活血化瘀藥[29]。患者在停服全部西藥後可能出現肢體關節
疼痛風濕，則選用桂枝芍藥知母湯、四逆湯、黃連解毒湯之
合方。臨床也可以使用黃連解毒湯併乳沒四物湯，或龍膽瀉

肝湯加減治療此病。患者若未服用西藥，則以清熱解毒方劑為主要選方，例如瀉心湯、溫清飲、龍膽瀉肝湯、地骨皮飲、黃連解毒湯、知柏地黃湯、當歸六黃湯等。依據病況選方，適量加入清熱解毒藥。病人若有表症，則加入適當比例之解表方劑，如大青龍湯、葛根湯等。

　　中醫治療妥瑞氏症併有口腔黏膜潰破者的處方如何？考量西醫給妥瑞氏症患者的治療藥物不會用類固醇，所以依中醫的辨證論治，很容易將貝希氏症候群歸為熱證，治療仍以清熱解毒、收斂藥為主。可用黃連解毒湯、龍膽瀉肝湯為主，加入藕節、地骨皮、連翹等；屬於實熱型者可加生蒲黃、側柏葉；屬於虛熱型、臉色恍白者可酌量加當歸、赤芍、生地、黑蒲黃、炒黑側柏葉等。

三、妥瑞氏症併發幻覺及其治療

㈠減少精神科西藥

　　如果是服用精神科西藥的妥瑞氏症患者有發生幻覺的情形，這可能是營養不足造成神經傳導物質失衡，導致視覺傳導過程被扭曲，看到怪相而驚懼狂叫[32]。這種節外生枝的症狀，並不屬於妥瑞氏症狀。中醫的處理方式，繼續中藥治療、增加病人營養，並讓其遞減精神科西藥，就能有效處理此症。

　　如果病人並沒有服用精神科西藥而有幻覺的情形，應如何治療呢？這類患者更需要加強營養，每天的天然食物要增多，蛋、魚、肉、蔬菜、瓜果的每天食用量增加一或二倍，仍是繼續以清熱解毒、重鎮熄風的療法就可以在短期時間治好幻覺。中醫在古代就有徐之才治療帝王「幻覺」的病例[22-3]。

㈡徐之才治療酒色性腦病

　　天統四年（西元 568 年），之才醫術最高，偏被命召。武成帝酒色過度，恍惚不恆，曾病發。自云初見空中有五色物，稍近變成一美婦人。去地數丈，亭亭而立；食頃，變為觀世音。之才曰：「此色欲多，大虛所致。」即處湯方服一劑，便覺稍遠；又服，變成五色物；數劑湯，疾竟癒。

　　濫飲酒精，可以引起暫時性、間歇性意識不清，甚至昏迷[5-5]。大家動動腦筋，古代中醫不稱「腦」，許多腦病變是因「腎」或「心」或「肝」之病變引起；這種病理機轉類似現代的「肝性腦病」、「腎性腦病」、「心因性腦病」，治療處方要兼顧因果關係。那麼，一千五百年前的徐之才除了請皇帝戒酒、減少色慾；他會用什麼藥治療皇帝的酒色性腦視幻覺病？現代的酒色性腦病人不少，服用葛根湯加黃芩、黃連，或用柴苓湯加黃連會有療效。

☻ 四、妥瑞氏症併發夢睡遊症及其治療

夢睡遊症是小孩仍在睡夢中，卻會像機器人似地走來走去[23-1]。他們的眼睛通常是張開的，而且還會避開熟悉的障礙物。夢睡遊症是發生在深層的非快速動眼期睡眠中，一般發生的時間是在夜眠的初期。孩子可能會顯得激躁，對旁人的問題沒有回應。即使能帶領他回到床上，仍是很難被叫醒的。

有些小孩並不是以走路來表現，他們可能會坐在床上，並進行重複性的動作。

如果常患夢睡遊症的小孩偶而會傷害到自己，父母應實施保護措施以免孩子受傷，如關緊門窗、在樓梯前加裝柵欄，以及移除危險的物品。

妥瑞氏症患者若併有夢睡遊症，辨證為實證者可用溫膽湯加龍骨、牡蠣、黃芩；虛證者可用香砂六君子湯加龍骨、牡蠣。但是，如果小孩的夢睡遊症是開始服精神科西藥才出現，則以逐漸戒除西藥為主要目標。

☻ 五、妥瑞氏症併發尿床及其治療

有些妥瑞氏症的孩子有緊張而頻尿的問題，有些則有睡著後尿床的問題，雖然年齡已不小，卻仍用尿布。如果小孩的尿床是開始服精神科西藥才出現，仍應以戒除西藥為主要

目標，並依其辨證為實證或虛證給藥。

　　大多數的兒童在三、四歲前，就能控制自己在白天或晚上規律地排尿，不致於失禁[23-1]。如果發生尿床的前一年已無法順利控制膀胱者，稱為原發性；原發性的原因，通常是由於膀胱的神經控制較晚成熟的緣故。假使在發生前已有一年以上可以控制小便，則稱為次發性。

　　夜尿症會使孩子感覺極大的苦惱，尤其當父母因此而責罵或處罰他。因此，要儘快幫助小孩處理問題。假使尿床是因身體疾病所造成，當然是趕快治療疾病；如果尿床是和嚴重的情緒障礙有關，那麼就應該給予心理輔導，注意小孩的精神障礙問題。不需要去責罵孩子，因為處罰對孩子並不恰當，對治療尿床也沒有效果。反而應該鼓勵父母親常獎勵其小孩未尿床。

　　通常，原發性睡著後尿床的小孩體質較虛弱，應常運動、增加營養的食物。中醫治療用補腎陽虛如八味腎氣丸、補脾陽虛如香砂六君子湯、黃耆建中湯，都可以恢復腦神經管理膀胱括約肌的功能。

六、妥瑞氏症併發頸椎滑脫移位及其治療

　　如果告訴您，有一個妥瑞氏症孩子因為長時間劇烈左右和前後搖晃，而使頸椎的第三節和第四節間滑脫移位，您相信嗎？通常，這只有劇烈扭動腰部、頭頸部的妥瑞氏症家長

才會相信。筆者有一個妥瑞氏症小孩，因劇烈扭動，使他的
七根肋骨裂傷，也造成他的頸椎第三、四椎間移位；另有一
個小孩，頭部向後快速晃九十度，發作三天經治療一、二週
才緩解，媽媽可真擔心得很；又有一個病人是，腰腹部強烈
橢圓形扭動超過一個月，家長的憂心是可想而知的。

　　椎間盤的作用是吸收加諸於脊柱的力量[5-4]，椎間盤的
外層堅硬，是環狀纖維，包圍著較柔軟的中央核。當一次或
多次的創傷後，椎間盤會脫出，環狀纖維撕裂後，中央核就
會脫出造成急性椎間盤脫出。通常是向外側脫出，並且壓到
鄰近的神經根；但有時是向中央脫出，壓迫馬尾。

　　頸椎滑脫移位是嚴重的問題，應避免頭部繼續劇烈搖晃
造成移位的脊椎壓迫頸部神經，損傷肢體神經功能或導致身
體癱瘓。但是，最根本的問題是，必需先治好妥瑞氏症病人
的搖頭晃腦，否則病人的頸椎移位就可能惡化。

　　中醫治療力求儘快使病人不晃頭，可在治療妥瑞氏症的
方劑中加入炒杜仲、懷牛七、赤芍、川七等藥。

七、妥瑞氏症併發清嗓音、鼻炎、咳嗽及其治療

　　鼻涕多、鼻翼掀動，或說是過敏性鼻炎或過敏性疾病，
這是大部分妥瑞氏症病人的相同症狀[4-2]。我們知道，鼻子
有毛病的人那麼多、時間那麼久，並沒有發作妥瑞氏症；而
妥瑞氏症病人發作鼻病者比率頗多。

「清嗓音」也是個煩人的問題，鼻炎和清嗓音是否有因
果關係？或是「清嗓音」和「脖子痠」、「臀部痠」一樣，
只是病人的感覺神經障礙而引起的反射、排解動作？

或許，一般的鼻炎並未影響腦部功能，而妥瑞氏症病人
的腦功能障礙已損及鼻腔、咽部的正常運作。

中醫治療妥瑞氏症病人兼有鼻炎、清嗓音者，可在治療
妥瑞氏症的方劑如溫膽湯，加白芷、細辛、黃芩。

☠ 八、妥瑞氏症併發個子瘦小、臉色恍白及其調理

有些個子瘦小、臉色恍白的小孩，不喜冰飲，或是喝牛
奶則拉肚子，或是兩手手指末節破皮、指甲旁肌纖維絲剝
離。這一類型的妥瑞氏症患者，是較像中醫的「慢驚」證
候。證屬脾胃虛損，為虛，為寒。

病人應當加倍攝取食物營養，多做陽光下運動。中醫治
療則以調理其脾陽虛為主，例如歸耆建中湯、聖愈湯、香砂
六君子湯。

表 7-1　妥瑞氏症患者的常見疾病或問題

	併患疾病或問題	可能原因
1	強迫症	腦功能失常
2	躁動	腦功能失常

（續）

3	自閉症	腦功能失常
4	銅離子升高	肝腦功能失常
5	長期口腔黏膜潰破	免疫能力或腦功能失常
6	幻覺	腦功能失常
7	夢遊	腦功能失常
8	尿床、頻尿	腦功能失常
9	頸椎滑脫移位	劇烈扭傷
10	咳嗽	腦功能失常
11	鼻炎	腦功能失常
12	清嗓音	腦功能失常
13	營養失衡	家長不忍心督導
14	教育受阻	嚴重者干擾學習
15	遺傳	現代醫學警示

第八章 妥瑞氏症併發病症的症型與治療病例分析報告

一、妥瑞氏症併發神經障礙

謹以七個醫案的不同症型，介紹妥瑞氏症併發精神神經障礙的臨床治療之複雜性與辨證論治之困難

（神經1） A01

1990 年生，14 歲，男。

特殊性：神經障礙。5 歲發病為咳嗽，咳嗽多年歷經台灣北部、中部、南部多位醫生治療。挺腹吸氣、扭頭，抽動

症狀逐年增加,未服西藥。

(一)治療無效的第一個妥瑞兒

自 1995 至 2002 年,長達七年,我將此患者當一般支氣管炎、鼻炎治療。

治療無效的病歷:

1. 初診 1995/11/11,五歲,短促咳嗽(未發現其為妥瑞氏症候)。五劑。

2. 1998/11 月,門診一次。

3. 2001/11/21,鼻炎、短咳三年,十劑。

4. 2002/01/24,十二歲,短咳,咳時右頸肌肉扭動,十劑。

5. 2002/02 月至 9 月,門診四次。

(二)對症下藥

1. 2004/08/28 診:隔了兩年再來診,此時發作症狀已是非常嚴重,媽媽帶小孩看過許多中西醫師,包括台灣中部、南部。近日某大醫院診為妥瑞氏症。

(1)當時症狀:咳聲洪亮,約半分鐘咳一或二次,咳時整個頭會快速地向左側傾斜,使右頸胸鎖乳突肌緊繃,頭再快速回正。說話的詞、句會數次中間停頓。每分鐘右手、右腳會突然不自主快速抽動一次,肚子也突然向前鼓起;咀嚼時常咬到口腔右側肌肉。

(2)治療:患者脈浮緩如常人,舌質紅、舌苔輕微淺白,

大便日一次，小便無異常，沒有情緒問題；處方時思考患者「久病常虛」「久病常瘀」，就以右歸飲為主方，加入熄風止痙的生牡礪、天麻、殭蠶、製全蠍等藥。一週後，病人咳嗽、抽動略微減少；但口乾越厲害，更喜飲冰涼。於是請教李政育老師，遵囑改以知柏地黃為主，仍加入熄風止痙藥。此後隨症加減，療效迅速。簡略記錄如下：

　2. 2004/09/07 診：口乾，咽痰，右側臼齒常咬到口腔內肌肉。治則：滋陰清熱、鎮肝熄風。處方：

　(1)天麻粉。

　(2)知柏地黃方加天麻、製全蠍、殭蠶、製金蜈蚣、生牡礪、白芷、地龍。七劑。

　3. 2004/10/02 診：右手、右腳已未見抽動，咳聲減五分之四，短咳。處方：

　(1)天麻粉。

　(2)川七粉。

　(3)知柏地黃方加製全蠍、殭蠶、製金蜈蚣、生牡礪粉、白芷、細辛、甘草、蜜製款冬。七劑。

　4. 2004/12/18 診：已看不出妥瑞氏症狀，同 10/02 方，七劑。

　5. 2005/01/05 診：（已服藥 63 劑）兼治鼻炎。處方：

　(1)天麻粉。

　(2)香砂六君子方加白芷、柴胡、金蜈蚣、全蠍、殭蠶、

黃柏、川七，七劑。

（神經2）　A06

　　1992 年生，12 歲，男。

　　特殊性：神經障礙。頭快速向後、向前晃動九十度。

　　㈠ 2004/10/15 初診：發病 3 年，服西藥 2 年，已停藥一年。甩頭、聳肩、哼氣。最近三天頭快速向後仰 90 度，又快速回正，約一分鐘一次，（後仰時兩手會按住大腿）。舌質鮮紅、舌面紅點。渴飲。大便日 1 － 2 次。喝牛奶不泄。白晴略呈淺青色。脈浮數。治則：滋陰清熱、鎮肝熄風。處方：

　　　1. 天麻粉。

　　　2. 知柏地黃方加製全蠍、殭蠶、生牡蠣粉、龍骨。七劑。

　　㈡ 2004/10/22 診：症減，頭後仰剩 45 度。兩手心仍熱。脈緩。處方同 10/15 加製金蜈蚣。8 劑。

　　㈢ 2004/10/29 診：症狀減至 1/5。頭後仰角度約 30 － 45度，時間間隔已拉長，約 5 分鐘 1 次。處方同 10/22 方加地龍。7 劑。

　　㈣ 2004/11/05 診：（已服藥 22 劑）頭已不會前後晃動。處方：

　　　1. 天麻粉。

2.知柏地黃方加製全蠍、殭蠶、地龍、生牡蠣、細辛。
七劑。

㈤ 2004/12/31 診：（已服藥 78 劑）努嘴減輕，有吸氣
動作。考試：國語 95.5 分、數學 91 分、社會 100 分。處方：

1. 天麻粉。

2. 香砂六君子方加側柏葉、金蜈蚣、白芷、槐花、柴
胡、麥冬、北耆，七劑。

㈥ 2005/03/18 診：（已服藥 135 劑）鼻塞。過去一週曾
頻繁叫聲，小孩不知媽媽在車上偷錄音，但在診間無「聲語
症」。處方：

1. 天麻粉。

2. 知柏地黃方加殭蠶、牡蠣粉、全蠍、金蜈蚣，半夏、
白芷，七劑。（一帖服 2 天）

㈦ 2005/05/06 診：（已服藥 152 劑）自 03/19 至今不曾
有聲語。國文 90、數學 88、英文 81.5、社會 100、音樂 93。
處方同 3/18 方，七劑。（1 帖服 2~3 天）

（神經 3）　A11

1991 年生，13 歲，女。

特殊性：神經障礙。6 歲患病，曾服西藥，症狀仍發作。

㈠ 2004/10/16 初診：服西藥一年，自國小一年級起會咬
指甲、眨眼、努嘴、歪嘴、聳肩、不自主全身抖動。舌質鮮

紅、唇暗紅、嘴唇自幼即鮮紅。大便日 1 － 2 次。月經今年
2 月初經，經期不穩定。脈浮數。

　　治則：清熱解毒、鎮肝熄風。處方：

　　1. 天麻粉。

　　2. 知柏地黃方加生牡蠣粉、製全蠍。七劑。

　　㈡ 2004/12/08 診：（已服藥 56 劑）症狀減輕五分之四。
上午去台北某醫院手術胃瘜肉。常頭暈，現在 BP：90/60。
兩手指尖常脫皮。處方：

　　歸耆建中湯加龍眼肉、丹參、柴胡、粉光參。15 劑。

　　㈢ 2004/12/30 診：抽動已剩輕微，眨眼、努嘴皆已很
少，兩手指尖脫皮已癒，頭暈減，能跑完二圈操場。處方：

　　1. 天麻粉。

　　2. 知柏地黃方加牡蠣粉、全蠍、金蜈蚣、柴胡，14 劑。

　　㈣ 2005/02/01 診：（已服藥 85 劑）眨眼少、努嘴減。
國文 85 分、數學 74 分、社會 64 分、自然 65 分、英文 91
分。睡咳，晨鼻塞。同 2004/12/30 方加白芷。

　　㈤ 2005/04/02 診：不見妥瑞氏症狀。偶鼻音，常手足
冷。處方：

　　辛夷散 6g 蟬退 1g 白芷 1g 丹參 1g（3×30pc）。

（神經 4）　　A17

　　1994 年生，10 歲，男。

特殊性：神經障礙，兼銅離子略高。

㈠ 2004/10/16 初診：後枕骨處痛、煩躁、咳聲短、頻繁眨眼、頭晃、銅離子略高 147（< 143）、唇乾、鼻炎、手心熱。舌紅。夜睡不著。大便 2 天 1 次。脈浮滑。

治則：清熱解毒、鎮肝熄風。處方：

1. 天麻粉。

2. 知柏地黃方加生牡蠣、製全蠍、殭蠶、白芷、黃連。10 劑。

㈡ 2004/10/30 診：抽動已輕微，慢性鼻炎。處方同 10/16 方加龍眼肉。14 劑。

＊ 2004/12/15：去電詢問，其父說抽動症狀還剩一點點，醫囑注意肝臟功能、銅離子問題。

（神經 5）　A69

1968 年生，37 歲，男。

特殊性：神經障礙。患病十七年，自訴二十多歲才有嚴重症狀，又說可能在國中即患病。未服役（身高不夠）。母親也有妥瑞氏症。

㈠ 2004/12/24 初診：聳肩、努嘴、說話斷續、喉中哼聲、頻繁眨眼、焦慮、說話速度快（有點結巴）、兩頰會輪流抽動。喝牛奶不泄。

治則：清熱解毒、鎮肝熄風。處方：

　　1. 天麻粉。

　　2. 知柏地黃方加牡蠣粉、殭蠶、全蠍、金蜈蚣、銀杏葉、地龍，七劑。

　　(二) 2005/01/25 診：眨眼頻率減，兩頰抽動減。處方同12/24 方去地龍，七劑。

　　(三) 2005/02/04 診：（已服藥 28 劑）眨眼減，喉中哼聲5~30 秒 1 次。處方同 01/25 方，14 劑。

（神經 6）　　A65

　　1992 年生，12 歲，男。

　　特殊性：神經障礙。患病 3 年，晃頭劇。

　　(一) 2004/12/08 初診：自 9 歲開始發作妥瑞氏症，已病 3年。服某醫院藥一年半，另一醫院藥二個月。停藥 4 個月，症狀：聳肩、頭左右快速晃動、上半身抖動、兩手撐開如翅膀翱翔狀、頻繁眨眼、易發怒。1~2 天大便 1 次，舌苔白膩，脈浮緩。

　　治則：清熱、熄風。處方：

　　1. 天麻粉。

　　2. 知柏地黃方加殭蠶、牡蠣粉、全蠍、金蜈蚣，14 劑。

　　(二) 2005/01/03 診：右頸筋抽動減，上半身晃動減輕，涕多，咳三天，仍頻眨眼、努嘴。大便昨日 2 次，處方：

　　1. 天麻粉。

2.建瓴湯方加知母、黃柏、全蠍、殭蠶、金蜈蚣、石膏，15劑。

㈢ 2005/01/21 診：較佳，右手會抽動，努嘴減輕，眨眼減少，上半身晃動減。考試：國語96、數學86、社會100、自然100、健教94、英語96。處方同01/03方，15劑。

㈣ 2005/02/28 診：仍有肩、頭搖動現象，兩頰瘡疹，小時候有膽道阻塞現象。處方：

1.天麻粉。

2.知柏地黃方加牡蠣粉、全蠍、金蜈蚣、殭蠶、連翹，15劑。

㈤ 2005/06/10 診：（已服藥186劑）眨眼已少見，偶見左頸筋扭動，涕減。處方同02/28方，七劑。

（神經7）　A75

1986年生，18歲，男。

特殊性：神經障礙。患妥瑞氏症七年，只服數天西藥。常頭暈，經醫院檢查為右鎖骨下動脈狹窄，疑患「鎖骨下盜血綜合徵」（Subclavian steal syndrome）[5-9][33-1]。半年內在筆者診所治療四次，未曾去他醫看診。

㈠ 2005/01/22 初診：兩耳耳鳴三年，清嗓聲，手常抖。頭暈一年，暈時若頭不動，暈即止，母親說醫生檢查是右鎖骨下動脈狹窄。鼻炎。漏斗胸。舌苔淺白，脈沉弱。在

2004/01/06 經甲醫院診察患有 Tourette ＋，並用電腦斷層血管攝影（TCD）檢查：「This TCD study suggests 1.steal phenomenon in the right VA and 2.diffuse atherosclerosis at the bilateral ICAs.」。在 2004/02/09 經乙醫學中心根據前項檢查資料診斷為(1) 434.9 未明示之腦動脈梗塞。(2) 7804 眩暈。

　　治則：益氣補血、補陽熄風。處方：

　　1. 人參粉。

　　2. 半夏天麻白朮湯方加乾薑、製附子、玉桂、牡犡、殭蠶、乳香、沒藥、天麻、柴胡，14 劑。

　　㈡ 2005/02/07 診：偶抽動，頭暈減。處方同 01/22 方再加乾薑、製附子、玉桂皆各 1 錢，14 劑。

　　㈢ 2005/02/19 診：抽動減。TIA。右頸動脈狹窄，頭暈減。處方同 02/07 方，七劑。

　　㈣ 2005/07/01 診：（已服藥 35 劑）在台灣中部大學讀書，暑假又來診。偶有手腳抽動、耳鳴、清喉音。冬常手足冰冷。頭暈已少。TIA。大便 2 天 1 次，舌苔白，脈緩。處方：

　　1. 天麻粉。

　　2. 補陽還五湯方加全蠍、牡犡、殭蠶、乾薑、製附子、玉桂、龍眼肉，14 劑。

🕱 二、妥瑞氏症併發精神神經障礙

謹以四個醫案的不同症型，介紹妥瑞氏症併發精神神經障礙的臨床治療之複雜性與辨證論治之困難

（精神 1）　A10

1992 年生，12 歲，男。

特殊性：神經精神障礙。翻白眼、學業退步，患病 4 年，服西藥 4 年，服中藥三十多劑後，症狀穩定，家長停給西藥。

㈠ 2004/10/16 初診：妥瑞氏症 4 年，服西藥 4 年，現服 (1) Baclofen，10mg/tab（pc）。(2) Sinemet，25mg － 100mg tab（Levodopa 100mg ＋ carbidopa 25mg tab）。(3) Pergolide，0.25mg/tab。(4) Haloperidol，0.5mg/tab。(5) Sulpiride，50mg/tab。常晃頭、翻白眼頻繁（兩眼向上轉，只看到白睛）、聳肩、兩手兩腳抽動。大便日 1 次，喜飲冰開水。舌苔白。成績由第 4 名，一直退步到 34 名（全班 38 人）。

治則：清熱解毒、鎮肝熄風。處方：

1. 天麻粉。

2. 知柏地黃方加金蟬、殭蠶、生牡蠣粉、製全蠍。七劑。

㈡ 2004/11/13 診：症狀減緩，手晃已未發作。頭左右連

續晃、常張開嘴巴、晃肩。處方：

　　1.天麻粉。

　　2.同 10/23 方加生石膏、龍眼肉。14 劑。

　　㈢ 2004/11/24 診：家長停止給西藥，症狀已減輕。偶而晃頭，不翻白眼。

　　處方同 11/13 方加紅棗。14 劑。

　　㈣ 2004/12/11 診：仍有晃頭、努嘴、走路時右踝略向外撇、急躁。成績由 34 名，進步為 33 名，涕多、鼻瘜肉、鼻塞。據說以前常流鼻血。處方：

　　1.天麻粉。

　　2.知柏地黃方加生牡犡粉、殭蠶、製全蠍、製金蜈蚣、細辛、銀杏葉。14 劑。

　　㈤ 2004/12/21 診：晃頭減、努嘴減，最近又翻白眼、口出「ㄅㄛ」聲。處方同 12/11 方加生龍骨粉，14 劑。

　　㈥ 2005/01/08 診：頭向左、右搖頻率減少，兩肩偶抽動，十多天未見翻白眼。處方：

　　1.天麻粉。

　　2.知柏地黃方加牡犡粉、白芷、殭蠶、全蠍、金蜈蚣，14 劑。

　　㈦ 2005/04/07 診：症減，近日頭、眼有明顯抽動，處方同 01/08 方加生龍骨，10 劑。

　　㈧ 2005/06/04 診：（已服藥 171 劑）近一週有清喉音。

國文 85.5、數學 52、社會 86、自然 83。處方同 04/07 方加白芷，14 劑。

（精神 2）　A24

1995 年生，9 歲，男。

特殊性：神經障礙兼情緒障礙。只發作一個月即病情嚴重。斷續休學，一個月瘦 3 公斤。

㈠ 2004/10/21 初診：今年 8 月發病，曾 MRI、腦波檢查無異常，吃西藥三週，也看心理醫師。最近因情緒低落，一週上課三天，請假兩天。晃頭、頭痛劇，躺下才舒服。吃藥或飲食後常吐。兩手和頭一齊抽動。常蹲下抖、常哭啼。近一個月瘦 3 － 4 公斤，抱著媽媽會較舒服。大便日 1 次。喝牛奶不泄。唇乾裂。平常不渴，吐後才渴。未病前睡眠頗佳，最近半夜則難眠。兩側頭痛和後枕骨處痛。脈浮緩。

治則：清熱解毒、鎮肝熄風。處方：

1. 天麻粉。

2. 小柴胡方加生牡蠣粉、龍骨粉、製全蠍、殭蠶、木瓜、薏苡仁、黃柏。七劑。

㈡ 2004/10/28 診：家長自 10/23 即停給西藥。症狀減輕一半，已不哭，食量增加。媽媽很高興地說明，兩個月來小孩都是愁眉苦臉或哭著上學；這幾天又聽到小孩的笑聲，見到小孩滿臉笑容地在門口說再見，已快樂地去上學。處方同

10/21 加金蜈蚣。七劑。

(三) 2004/11/25 診：症狀減三分之二，仍有眨眼、努嘴，
涕多，左鼻塞，又患鼻出血，多年來斷續鼻出血。大便日 1
次。舌質紅。脈浮。治療加重清熱藥。處方：

　　1. 天麻粉。

　　2. 知柏地黃方加生牡蠣粉、製全蠍、殭蠶、製金蜈蚣、
龍骨、細辛、白芷、側柏葉。14 劑。

(四) 2004/12/20 診：妥瑞氏症狀已屬輕微，兼過敏鼻炎。
處方：

　　1. 天麻粉。

　　2. 小柴胡方加生牡蠣粉、殭蠶、製全蠍、製金蜈蚣、白
芷。七劑。

(五) 2005/03/11 診：（已服藥 84 劑）近況正常。處方同
12/20 方，14 劑。（一帖服 2 或 3 天）

（精神 3）　　A70

　　1996 年生，9 歲，男。

　　特殊性：神經精神障礙、躁動、聲語、輕微強迫症。

　　(一) 2004/12/25 初診：自五歲起，患病 4 年，近二年症
劇。服西藥歷經兩醫院各半年，第三家醫院已 2.5 年。早晚
各 1 次服(1) Pergolide，0.5mg，1 粒×1 次(2) Methylpheni-
date，10mg，1 粒×1 次。無明顯家族史。躁動不安、叫聲

大、鼻炎、眨眼。脾氣固執，常不聽父母話。會打媽媽，母親皮膚瘀血。擠牙膏、刷牙很久，尿床，渴。1~2 天大便 1 次，脈緩。

　　治則：清熱解毒、鎮肝熄風。處方：

　　1.天麻粉。

　　2.建瓴湯方加殭蠶、全蠍、金蜈蚣、白芷，14 劑。

　　＊2005/01/03：晚上母親來電，12/26 即停西藥，小孩情緒躁動不安，今日老師來電抱怨小孩又擾亂上課秩序。醫囑：不要太早停服西藥，應採階段遞減原則，仍需在短期內服西藥。

　　㈡2005/01/08 診：家長自 12/26 起未再給西藥。小孩叫聲頻頻。處方同 12/25 方加石膏，14 劑。

　　㈢2005/01/21 診：叫聲仍頻繁，但音量稍減。兼輕度強迫症。國語 80、數學 94。大便 1~2 天 1 次，處方：

　　1.天麻粉。

　　2.建瓴湯方加殭蠶、全蠍、金蜈蚣，14 劑。

　　㈣2005/02/04 診：叫聲減輕，但仍頻繁，約 3~30 秒 1 次。脾氣大，個性偏執，常和父母吵架。腹痛三天。近日仍和母親爭執，母親皮膚又瘀傷。脈浮數。處方：

　　1.天麻粉。

　　2.知柏地黃方加牡犡粉、殭蠶、全蠍、金蜈蚣、白芷，14 劑。

㈤ 2005/03/30 診：（已服藥 84 劑）動作較緩和，眨眼減。處方同 02/04 方，14 劑。

（精神 4）　A91

1993 年生，12 歲，男。

特殊性：神經精神障礙，叫聲大，煩躁不安。

㈠ 2005/02/26 初診：幼稚園出現症狀，小學起嚴重，患病六年，曾在兩家教學醫院治療，母親的記事本寫著：「2000 年起服西藥，2002 年 5 月肩動大、寫字敲桌子；7、8 月更嚴重時，大聲叫」因銅離子升高，2002 年 3 月起加服鋅片約一年。現服：(1) Sulpiride 200mg 1/2 粒(2) Risperdal 3mg1/3 粒，眨眼、努嘴、手抽動、肩抽動、叫聲大、煩躁不安。脈浮。

治則：清熱解毒、鎮肝熄風。處方：

1. 天麻粉。

2. 知柏地黃方加牡蠣粉、全蠍、金蜈蚣、殭蠶、黃連，七劑。

㈡ 2005/03/05 診：較佳，症減，仍眨眼、昨兩鼻瘜肉出血（有鼻衄病史）。仍服西藥。處方同 02/26 方加生蒲黃，14 劑。

㈢ 2005/04/02 診：抽動減。仍有叫聲、肩抖。處方：

1. 天麻粉。

　2.建瓴湯方加黃連、黃芩、黃柏、石膏、礞石、金蜈蚣，14 劑。

　㈣ 2005/04/16 診：較佳，手抖減、「厂Y」聲頻率減。處方同 04/02 方加龍眼肉、白芷，14 劑。

　㈤ 2005/04/30 診：偶出叫聲，音量分貝減低。鼻炎。處方同 04/16 方，14 劑。

　㈥ 2005/05/14 診：家長自 04/30 起停給西藥。無叫聲，少抽動。涕多。處方同 04/16 方，14 劑。

　㈦ 2005/06/25 診：（已服藥 112 劑）三天前感冒，曾服西藥。近三天哼叫、全身抖動明顯；約 5~20 秒有 1 次叫聲，但聲音比初診小。處方同 04/16 方，21 劑。

🐣 三、妥瑞氏症併發聲語症

　謹以五個醫案的不同症型，介紹妥瑞氏症併發聲語症的臨床治療之複雜性與辨證論治之困難

（聲語 1）　A44

　1996 年生，8 歲，男。

　特殊性：聲語症、神經兼精神障礙。2 歲即發病，病 6 年，服西藥 6 年，臉色㿠白，戴口罩隔音，曾抽動嚴重而住院，休學。服 14 劑後復學。

　㈠ 2004/10/30 初診：2 歲多即有症狀，已 6 年；服西藥

6 年，目前服用 Bupropion、risperdone、clonidine、Prozac、Baclofen、Cetirizine。因狂叫影響他人，已休學二星期。曾有數次停服或減服西藥，病症隨即增劇，藥量也加多，使這年輕的媽媽精神緊繃，焦慮、憂心、無奈又無助的表情在醫師的腦海中印象深刻。患者哼叫頻繁，戴口罩隔音，躁煩、易怒、罵髒話頻頻、兩肩和全身抖動不停。舌紅、臉色恍白、尖叫聲很大。喜歡冷飲。雖每天服西藥，仍因狂叫、手腳抽動劇烈於 2004 年 10 月住院三天，此後開始戴口罩。脈浮緩。

治則：清熱解毒、鎮肝熄風。處方：

1. 天麻粉。

2. 知柏地黃方加生牡蠣粉、製全蠍、殭蠶、製金蜈蚣、赤芍、乳香、地龍。七劑。

㈡ 2004/11/5 診：症狀同，仍狂叫。處方同 10/30，七劑。

㈢ 2004/11/12 診：已去上學。症狀減，約 5 秒叫 1 次、頭甩動、兩手抽動。偶穢語。仍每日吃西藥 4 次，因既有經驗，不敢減服或停服西藥。處方同 10/30，七劑。

㈣ 2004/11/19 診：尖叫聲減低，已不戴口罩。甩頭減，常自己打頭，鼻炎。處方同 10/30 加細辛、白芷。七劑。

㈤ 2004/11/26 診：媽媽將西藥減為每日服一次。雖減輕西藥份量，症狀並未增加。喉音、涕多、小動作多。加強重

鎮安神熄風，處方：

　　1. 天麻粉。

　　2. 建瓴湯加黃柏、白芷、細辛、殭蠶、製全蠍、製金蜈蚣、龍眼肉。七劑。

　　(六) 2004/12/03 診：臉色仍恍白。症狀已有明顯改善、輕微叫聲。仍躁動不安、涕多。西藥尚不敢全部停服，家長每日給藥 1 次，其藥量僅原來的四分之一。處方同 11/26 加赤芍。七劑。

　　(七) 2004/12/10 診：臉色仍恍白、無叫聲，仍有晃頭、努嘴。家長在這星期未給西藥，多年來再度嘗試停服西藥，媽媽憂心症狀反彈。

　　處方同 12/03。七劑。

　　(八) 2005/01/14 診：期末考國文 81 分、數學 60 分、社會 82 分。頻尿減，眨眼、搖頭之頻率皆減緩，約半分鐘一次。仍坐立不安，母親懷疑他有輕微「過動兒」現象。筆者認為是「躁動」。看書時，不順其意會有三、四次頭快速後仰。處方：

　　1. 天麻粉。

　　2. 建瓴湯方加全蠍、金蜈蚣、龍眼肉、細辛、礞石，七劑。

　　(九) 2005/01/29 診：（已服藥 91 劑）本週頭搖動較厲害，涕多。處方：

　　1. 天麻粉。

　　2. 知柏地黃方加殭蠶、生牡蠣、全蠍、金蜈蚣、白芷。
七劑。

　　㈩ 2005/04/11 診：最近二個月未回診。因小孩常拒絕苦
澀的中藥，母親就帶去某處服「生化科技藥品」，但是症狀
反而增加。現在仍肩抖、手抖，涕多，頻尿，聲語。處方：

　　1. 天麻粉。

　　2. 建瓴湯方加全蠍、金蜈蚣、白芷、龍眼肉、桃仁，14
劑。

　　㈠ 2005/05/06 診：療效不明顯。仍有搖頭、叫聲、頻
尿。醫生告訴小孩母親：「這是腦部控制失常的實熱證，還
是要加入清熱解毒的苦藥才有好效果。」母親勉強同意。處
方：

　　1. 天麻粉。

　　2. 建瓴湯加全蠍、金蜈蚣、殭蠶、黃芩、黃連、黃柏、
龍眼肉、白芷、礞石，14 劑。

　　㈡ 2005/05/20 診：（已服藥 147 劑）在診所時叫聲減
少，但在家裏仍有聲語。國文 78、數學 80、社會 75。處方
同 05/06 方，14 劑。

（聲語 2）　　A23

　　1989 年生，15 歲，男。

特殊性：聲語症、神經兼精神障礙。曾劇烈抽動而裂傷七根肋骨、頸椎滑脫移位。

㈠ 2004/10/20 初診：5 歲發病，服西藥十年。三年前曾抽動劇烈而右肋骨裂傷七根。父親說明此病難醫，曾被主治醫師提交國際醫學大會討論。現在服(1) Sibelium，cap，5mg。(2) Akineton，tab，2mg。(3) Haloperidol，0.5mg。(4) Cyprodine，tab，4mg。(5) Catapres，tab，75mg。(6) Lexotan。症狀為晃頭，哼叫、打頸部，右手抽動劇烈，左手抽動略輕，頸很痠、頭向右也向左迅速甩動。大便2天1次。喝牛奶不泄。脈浮緩。

治則：清熱解毒、鎮肝熄風。處方：

1. 天麻粉。

2. 知柏地黃方加殭蠶、生牡蠣粉、木瓜、蟬蛻、製全蠍、薏仁。10 劑。

㈡ 2004/11/06 診：脈浮緩。本週哼叫聲音多、喉音大、頸抖動。處方：

1. 天麻粉。

2. 知柏地黃方加生牡蠣粉、龍骨粉、殭蠶、製全蠍、製金蜈蚣、木瓜、薏苡仁、蟬蛻。10 劑。

㈢ 2004/11/24 診：家長囑減量服精神科藥，本週曾在上課時拍桌數次。左手會抖，寫字又不整齊。大便硬。處方：

1. 天麻粉。

2.建瓴湯方加殭蠶、製全蠍、製金蜈蚣、甘草、龍眼肉、薑半夏、乳香、沒藥。8劑。

㈣ 2004/12/02 診：（已服藥 42 劑）症狀減輕，家長在本週停給西藥，情緒穩定。處方同 11/24 方，七劑。

＊ 2004/12/14，電詢其父，父親說明近況較佳，仍未服西藥，自行將中藥改為一帖二天。

㈤ 2005/01/03 診：近二週有輕叫聲，如小狗叫聲，約 1 秒 1 次。感冒服西藥一星期。兩手抽動、頭向右甩。處方：

1.天麻粉。

2.建瓴湯方加知母、黃柏、殭蠶、全蠍、金蜈蚣、鈎藤，七劑。

㈥ 2005/01/20 診：叫聲減輕，上唇內側潰破，兩唇腫，曾服西藥二天。頸痠痛，常搖頭。處方：

1.天麻粉。

2.建瓴湯方加當歸、黃柏、殭蠶、全蠍、金蜈蚣、生杜仲、澤瀉，七劑。

㈦ 2005/01/31 診：症減，不叫，手抽動。近一週睡眠差，前天晚上因抽動碰傷而流鼻血。頸痠減，脾氣暴躁。處方：

1.天麻粉。

2.建瓴湯方加黃柏、殭蠶、全蠍、金蜈蚣、石膏、礞石，七劑。

㈧ 2005/03/31 診：抽動、喉音皆減少。頸椎處痠痛。2005/03/30 曾照 X 光，C3/4 滑脫。此頸椎移位發生在數年前劇烈扭傷肋骨時，當時西醫表示：「若要用外科手術固定頸椎頗困難，因病人仍是劇烈扭動脖子；只能希望病人扭動不要惡化」。處方同 01/31 方，七劑。

㈨ 2005/05/30 診：（未連續服藥，在 221 天只服 134 劑）近日發作劇烈，叫聲頻、頭頻繁左右晃、翻白眼、左右手皆會抖動；近日睡不著，煩躁。脈緩。處方：

1. 天麻粉。

2. 建瓴湯方加黃連、黃芩、黃柏、龍眼肉、全蠍、金蜈蚣、殭蠶、礞石，十劑。

（聲語 3）　A103

1999 年生，6 歲，男。

特殊性：聲語症。幼稚園大班，老師建議休學。

㈠ 2005/03/31 初診：發病半年，服西藥 2 個月。眨眼 1.5 月、叫聲宏亮 1.5 月。傍晚 5~7pm 叫聲頻繁，約 15~20 秒一次，嚴重時叫聲約 2 秒 1 次。父親說：老師建議休學。喜飲冰冷，舌苔白，脈浮。現服西藥：

1. Sulpiride 50mg/tab 每天 2 次，1 次 1/2 粒。

2. Baclofen 10mg/tab（pc）每天 1 次，1 次 1/2 粒。

3. Sinemet 25mg tab 每天 3 次，1 次 1/2 粒。

治則：清熱解毒、鎮肝熄風。處方：

　1.天麻粉。

　2.知柏地黃方加牡蠣、金蜈蚣、黃連、石膏、龍眼肉，七劑。

　㈡ 2005/04/07 診：仍大聲叫，在晚上 8~10 時症劇。處方：

　1.天麻粉。

　2.建瓴湯方加黃連、黃芩、黃柏、礞石、金蜈蚣、龍眼肉、梔子，七劑。

　㈢ 2005/04/23 診：症減，叫聲減，5 分鐘內叫 3~5 次。又患口瘡，近年來斷續發作口瘡。處方同 04/07 方加白芷、生蒲黃，七劑。

　㈣ 2005/05/02 診：叫聲減，5 分鐘叫 1 次。已無口瘡。家長自 04/23 停給西藥。處方同 04/23 方，14 劑。

　㈤ 2005/05/19 診：偶眨眼，叫聲無，有清喉聲。處方同 04/23 方，14 劑。

　＊ 2005/05/24：晚上父親來電，昨起可能患腸病毒，口腔內潰破，兩手掌數粒紅疹，兼服西藥。

　㈥ 2005/06/10 診：（已服藥 56 劑）症減，近日在家很少聽到叫聲，門診時叫一聲。處方同 04/23 方，14 劑。

（聲語4）　A76

1988 年生，16 歲，男。

特殊性：聲語症。患病七年，小學四年級腦部受傷，右耳上側頭痛劇而腦手術。曾服西藥 3 年，停藥 3 年。「ㄇㄚ」、「ㄅㄜ」數種怪聲，約 3 秒 1 次，已 2~3 年。

㈠ 2005/01/22 初診：努嘴，功課不佳，喜飲冰，喝牛奶不泄。舌苔白，大便日 1 次，脈緩。治則：清熱解毒、鎮肝熄風。處方：

1.天麻粉。

2.知柏地黃方加牡犡粉、全蠍、金蜈蚣、殭蠶，14 劑。

㈡ 2005/02/19 診：仍頻繁「ㄅㄜ」聲，但音量減。處方：

1.天麻粉。

2.知柏地黃方加殭蠶、金蜈蚣、龍骨、牡蠣、全蠍，14 劑。

㈢ 2005/03/23 診：仍有聲語症，頻發出「ㄅㄜ」聲，2 秒 1 次。怕熱，渴飲。處方：

1.天麻粉。

2.建瓴湯方加黃芩、黃連、黃柏、梔子、礞石、石膏、金蜈蚣，14 劑。

㈣ 2005/05/04 診：近日叫聲又明顯，「ㄅㄜ」聲約 40

秒～1分鐘1次。汗多，口乾，涕多，清嗓聲。國文50分、
數學16、英文36、電學39、計概83。處方同03/23方加全
蠍、白芷，14劑。

㈤2005/05/18診：「ㄊㄚ」聲約3秒~30秒1次，抽動
減，口乾，頭部髮內右側之硬瘤近日已縮小。處方：

　　1.天麻粉。

　　2.建瓴湯方加黃芩、黃連、黃柏、梔子、龍眼肉、礞
石，14劑。

㈥2005/06/27診：（已服藥154劑）叫聲在家會大聲，
在診所則輕。鼻塞、口乾、汗多。處方：

　　1.天麻粉。

　　2.建瓴湯方加黃芩、殭蠶、地骨皮、礞石、全蠍、金蜈
蚣、龍眼肉，七劑。

（聲語5）　A32

1990年生，15歲，男。

特殊性：神經精神障礙，蕁麻疹。患病3年，服西藥3
年，2005/01/15出現聲語症。

㈠2004/10/23初診：患病3年，甲醫院服西藥3年，乙
醫院服3個月，目前停藥2個月。症狀：眨眼、聳肩、甩
頭、腳抖，蕁麻疹多年。手心熱，渴飲，常流鼻炎，喝牛奶
不泄，左手掌濕疹（每年冬天常發作），大便日1~3次，全

舌苔白膩，脈浮。治則：清熱解毒、鎮肝熄風。處方：

　　1.天麻粉。

　　2.知母、黃柏、生地、淮山、黃連、殭蠶、生牡蠣粉、茯苓、全蠍、金蜈蚣、甘草、赤芍、木瓜、紅棗，14劑。

　　㈡2004/11/20診：聳肩、眨眼皆減，未發作蕁麻疹，未流鼻血。左手掌濕疹，仍口乾，舌紅，大便日1次，脈浮緩。處方：

　　1.天麻粉。

　　2.知柏地黃方加牡犡粉、全蠍、殭蠶、金蜈蚣、龍膽草，21劑。

　　㈢2005/01/15診：短暫鴨叫聲「ㄚ」，約一分鐘1次，已很少見搖頭或抖腳，眨眼很少，脾氣暴躁，仍常坐立不安。處方：

　　1.天麻粉。

　　2.知柏地黃方加代赭石、磁石、龍骨、牡礪、全蠍、殭蠶、金蜈蚣，21劑。

　　㈣2005/02/14診：較佳，在01/20日就無「ㄚ」聲，近日手腳抽動也少。

　　處方同2005/01/15方，21劑。

　　㈤2005/03/26診：（已服藥112劑）上次來診至今天共約十天有聲語「ㄚ」聲，音量減，在白天發作。頭仍會向右輕微抽動。處方同2005/01/15方，21劑。

💀 四、妥瑞氏症併發奔豚病

謹以二個醫案的不同症型，介紹妥瑞氏症併發奔豚病的臨床治療之複雜性與辨證論治之困難

（奔豚1）　A16

1994 年生，10 歲，男。

特殊性：妥瑞氏症，患病七年。服中藥未連續九十多劑，原有的症狀不見。在 2005/04/06 發作大動作扭腹（奔豚）。

㈠ 2004/10/16 初診：自 3 歲起，已病妥瑞氏症七年，未吃西藥。兩眼頻繁眨眼，聳肩、向左甩頭、翻白眼。渴飲，大便日 1 次，舌苔淺白，脈浮。

治則：清熱解毒、鎮肝熄風。處方：

1. 天麻粉。

2. 知柏地黃方加殭蠶、牡蠣粉、全蠍，七劑。

㈡ 2004/12/04 診：翻白眼頻率減，甩頭仍會發作。處方：

1. 天麻粉。

2. 知柏地黃方加殭蠶、牡蠣粉、全蠍、金蜈蚣，七劑。

㈢ 2005/02/18 診：症減，偶右手抖。考試成績：國文 92 分、數學 94 分、英文 104 分（滿分 106）、社會 78 分、自

然 93 分。處方同 12/04 方，14 劑。

　　＊ 2005/04/06：母親來電，昨天、今天略有舞蹈動作，疑昨天服感冒西藥引起。

　　㈣ 2005/04/07 診：（已服藥 105 劑）近三天腹部扭動旋轉，今天動作很大、汗出量多，門診十分鐘後即換一件上衣。舌苔淺白，脈緩。奔豚症，處方：

　　1.天麻粉。

　　2.茯苓、玉桂、紅棗、甘草、龍骨粉、牡蠣粉、龍眼肉、青蒿、知母，14 劑。

　　＊ 2005/04/09：晚上母親來電，昨天 04/08 症輕，今天腹部又扭動劇烈，剛剛去神經內科看診取藥。

　　㈤ 2005/04/23 診：只在 04/09 吃半粒西藥，挺腹抖動已少。現在偶而眨眼、搖頭。體力仍不佳。處方同 04/07 方加金蜈蚣、全蠍，七劑。

　　㈥ 2005/06/09 診：仍有扭腹抽動。遠來台北某醫院檢查，腦波、磁振造影未發現異常。涕多，大便日 1 次，舌苔淺白，脈緩。處方：

　　1.天麻粉。

　　2.建瓴湯方加黃芩、黃連、玉桂、白芷、茯苓、龍眼肉、全蠍、金蜈蚣、殭蠶，14 劑。

　　㈦ 2005/06/25 診：（已服藥 154 劑）扭腹抽動已減輕。處方同 06/09 方，14 劑。

（奔豚2）　A95

　　1997 年生，9 歲，男。

　　特殊性：聲語症、神經精神障礙。患病三年，服西藥 1年，停藥 1 年。腹部扭動（奔豚）。跑步時常因腹部抽動、扭動，而右肩傾斜。

　　㈠ 2005/02/28 初診：尖叫、搖頭、全身抖動，白天、晚上皆腳抖動。腹部鼓起扭動已一年，鼻炎、咽痰。不專心，對談時目光看他處。面色恍白，喜冰飲。舌苔白，脈緩。治則：清熱解毒、鎮肝熄風。處方：

　　1. 天麻粉。

　　2. 知柏地黃方加牡蠣粉、全蠍、金蜈蚣、殭蠶，十劑。

　　㈡ 2005/03/19 診：仍肩抖動、搖頭。咳、痰聲，胃口差。處方同 02/28 方加薑半夏 2 錢，14 劑。

　　㈢ 2005/04/09 診：本週未尖叫，腹部會鼓起扭動。處方同 03/19 方加白芷，14 劑。

　　㈣ 2005/06/03 診：（已服藥 38 劑）右手會抽動、努嘴；已不尖叫，肩不抖，自 04/19 起腹不扭動。國文 95、數學98。處方同 04/09 方加龍眼肉，14 劑。

☠ 五、妥瑞氏症併發強迫症

　　謹以二個醫案的不同症型，介紹妥瑞氏症併發強迫症的

臨床治療之複雜性與辨證論治之困難

（強迫1）　A78

1989年生，16歲，女。

特殊性：妥瑞氏症兼患嚴重強迫症。休學一年。

㈠2005/02/16初診：11歲患病，服西藥約3年半，目前服西藥⑴ Clopran 25mg ⑵ Luvox 50mg ⑶ Tegretol 100mg "Chewable"0.5tab。偶以腳頻繁踢物。就讀高一，常在學校找水龍頭二、三小時，老師發動同學去找她，休學已五個月。尿臭腥。帶下略黃。便秘。大便3－5天1次。曾翻白眼、繞圈圈、頻洗手。半個月前之除夕因洗澡8小時才願意結束，使全家不能回南部吃團圓飯。慢性鼻炎，常口乾，脈浮緩。

治則：先清熱熄風，穩定後再微補陽。處方：

1.天麻粉。

2.知柏地黃方加牡蠣粉、全蠍、金蜈蚣、殭蠶、梔子，七劑。

㈡2005/03/08診：媽媽說：「剛才化粧3~4小時才肯出門，前天又發飆，大叫、不想活、會打母親。」處方：

1.天麻粉。

2.抑肝散方加牡蠣、全蠍、桃仁、金蜈蚣、乳香、沒藥，七劑。

＊2005/03/10：因母親將西藥減為三分之一，自傍晚、整夜至清晨哭啼。

㈢2005/04/13 診：（已服藥28劑）停服中藥約一個月。強迫症，現改服台北市某大醫院藥：

1. Artane 5mg / tab （Trihexyphenidyl Hcl）
2. Ativan 0.5mg / tab （Lorazepam）
3. Luvox 50mg / tab （Fluvoxamine Maleate）
4. Risperdal 1mg （Risperidone）
5. Eurodin 2mg （Estazolam）

父母親抱怨西藥量太重，孩子常睡到中午才叫得起來，醒來仍欲睡。脾氣暴躁、罵三字經，腹痛。白帶多，舌苔白，脈緩。處方：

1. 天麻粉。

2. 建瓴湯方加黃芩、黃連、桃仁、黃柏、全蠍、金蜈蚣、龍眼肉，七劑。

㈣2005/05/04 診：04/30 和 05/01 傍晚脾氣暴躁、罵人、摔東西、踢椅子。洗澡減為 2 小時，換衣服已不會整櫃翻出（曾換衣三個多小時）。臉瘡疹。喜冰飲。脈浮。處方同 04/13 方加礞石，七劑。

㈤2005/05/10 診：口臭、自覺髒感，發脾氣減少。洗澡二小時，洗手減為 5 分鐘。處方：

1. 天麻粉。

2.建瓴湯方加黃芩、黃連、全蠍、金蜈蚣、龍眼肉、丹參、佩蘭，七劑。

㈥ 2005/05/23 診：近三天倦、呆滯眼神、頭暈、晚睡，睡 12 小時仍倦。洗澡 3 小時，仍是覺得髒。昨晚媽媽摸到她的手腕，就生氣嘮叨而去洗澡二小時。治療加入補陽藥。處方：

1. 天麻粉。

2.知柏地黃方加乾薑、製附子、玉桂、黃芩、礞石、龍眼肉、北耆，七劑。

㈦ 2005/05/30 診：媽媽說：近況較佳，重覆「問」的頻率減。今晨能自行起床，睡眠縮短。近幾天的睡前藥（Euro-din）已未服。西藥自行改成：早上、中午、睡前（晚上改成睡前）。處方同 05/23 方，七劑。

㈧ 2005/06/21 診：（已服藥 98 劑）本週洗澡 6 小時以上×5 天，洗手常 2.5 小時以上，但平常精神狀態較佳，胃口差。建議家長指導病人洗澡、洗手，處方：

1. 天麻粉。

2.知柏地黃方加乾薑、製附子、玉桂、黃芩、龍眼肉、神麴，七劑。

㈨ 2005/07/19 診：（152 天已服藥 126 劑）進入某醫學中心住院行為治療。處方：

1. 天麻粉。

*2.*建瓴湯方加黃芩、龍眼肉、川芎、白芷、全蠍、黃柏，七劑。

(十) 2005/10/04 診：（229 天已服 203 劑）昨天出院。今天能陪媽媽買菜。左腹略痛，口臭，記憶力進步，常右腳抖。媽媽很高興孩子的病情進步很多，同樣在醫院住院治療的其他強迫症患者進步慢，表情呆呆的。媽媽認為是兼服中藥的效果。處方：

*1.*天麻粉。

*2.*建瓴湯方加黃芩、黃連、黃柏、梔子、殭蠶、全蠍、金蜈蚣、龍眼肉、酒大黃，七劑。

(土) 2005/10/18 診：（243 天已服 217 劑）思路清晰，笑容可掬。刷牙 3 分鐘，洗手 15 秒，洗澡 20 分。西醫師覺得病人之進展比預期快，將藥減為 2.5 粒×早晚(原為 3 粒×早晚)。舌苔淺白，脈緩。

處方同 10/04 方，七劑。

（強迫 2） A43

1977 年生，27 歲，男。

特殊性：神經障礙。病 18 年而症狀未減。因妥瑞氏症而免服兵役，也影響結婚大事。併有輕微強迫症。

(一) 2004/10/30 初診：10 歲發病，斷續吃西藥六年，頸部、兩髖關節痠且抽動，努嘴、眨眼、右手抽動、短咳、常

拉褲頭、頻頻轉頭。口乾、喜冷飲。舌質紅。大便日 1 次。
脈浮滑。

　　治則：先清熱熄風，再微補陽。處方：

　　1. 天麻粉。

　　2. 知柏地黃方加生牡蠣粉、製全蠍、殭蠶、製金蜈蚣。
14 劑。

　　㈡ 2004/11/27 診：症狀減輕，已不眨眼，臀部仍抽動。
處方同 10/30 方。14 劑。

　　㈢ 2005/01/15 診：（已服藥 56 劑）近況較佳，抖腳減，
眨眼減，約半分鐘張大嘴巴 1 次。處方：

　　1. 天麻粉。

　　2. 知柏地黃方加牡蠣粉、殭蠶、全蠍、金蜈蚣、礞石，
14 劑。

六、妥瑞氏症併發躁動症

　　謹以二個醫案的不同症型，介紹妥瑞氏症併發躁動症的
臨床治療之複雜性與辨證論治之困難

（躁動 1）　A26

　　1991 年生，13 歲，男。

　　特殊性：躁動，妥瑞氏症。在頭上戴保護罩的患者，自
傷、傷人、暴力，堪稱是最嚴重的患者。8 歲患病，服西藥

五年，症狀仍是嚴重。曾住院二次，第一次是 2003 年 11 月
住院後，每天藥量最多達 18 粒，2004 年年中，服西藥控制
症狀到輕微的程度。但是，在媽媽逐漸減少西藥一段時間
後，突然又大發作，而在 9 月又住院。次月，即 10 月 22 日
來我診所初診，在診間撞牆、摔地、狂叫、罵罵。治療後略
有進步。停一個月再來診。往年上課斷斷續續，自
2005/02/14 開學日即能正常上課，在 02/23 門診時第一次不
必抱或拉著母親。04/25 起脫掉頭箍，頭不再晃。

這個病人曾經病情嚴重而住院二次，以下是第一次入院
的病歷摘要。相關的檢查、腦部的磁振造影和腦電圖檢查都
沒有發現異常。

入院日期：2003 年 11 月，出院。共七天。

㈠入院診斷：Intractable Tourette syndrome.

㈡出院診斷：

Principle Diagnosis：

㈠ Intractable Tourette syndrome.

㈡ R/O obsessive compulsive disorder

病史：

This 12 years old male patient was quite well before. Ac-
cording to parent's statement, the children was too active and
could concentrate on one thing since childhood. Involuntary hand
movement was first noted since 3 ＋ years ago. Then twitching of

his upper trunk and head was noted. He tried to stop the movement but in vain. Then the condition progressed. He was brought to Dr.○○○'s OPD and Tourette syndrome was impressed. He received medication treatment and OPD folow-up. Unfortunately, involuntary tougue protruding movement, hit the wall with his head and suicide tendency were noted since mid September. He had ever admitted for controlling these symptoms. These symptoms became improved during hospitalization and lasted for about one week. However, they recurred thereafter. Medications were adjusted but in vain. The patient had poor drug compliance. The symptoms progressed. Self-injured or invasive behavior occurred. So today, he was admitted again for further evaluation and treatment.

Torrette syndrome for 3 + years with medication control and OPD follow up. → involentory upper trunk, head, hand twitching, tongue protruding, hit wall with his head, Beat his mother, shouting.

....

放射線報告：（檢查日期：2003/11/○○）

名稱：MRI of Brain。

MRI, diffusion-weighted MR and perfusion MR of the brain without and with Gd-DTPA IV administration shows:

1. No midline structure deviation

2. Symmetric bil. Ventricles with no dilatation.

3. Normal cisterns and sulci

4. No definite abnormal density in the brain parenchyma.

5. No definite increased paramagnetic substances or heavy metal depositions in the brain.

6. No definite restriction of water diffusion in the brain.

7. After contrast medium IV injection shows no definite abnormal enhancement.

8. Results of MR perfusion are pending and will be available after postprocessing of data.

....

EEG 檢查：（註：這是在住院前五個月前的資料，2003/06/24）

This EEG examination included awake and sleep record induced by chloral hydrate.

CONCLUSION：NEGATIVE.

SUGGESTION：Please correlate to clinical condition.

㈠ 2004/10/22 初診，唯一在頭上戴保護罩的患者，發作劇烈，堪稱是最嚴重的患者，也是被教育局專人輔導關懷的學生。服西藥五年，斷續休學，現就讀國中二年級特殊班級。會抓、撞母親，使母親多處受傷，但發作後常須抱著母

親。在患者處於正常狀態時，是個能言善道、談吐風趣、思路清楚、反應敏捷的孩子。經西醫檢查，未發現異常。家族情況：(1)有 1 姐，正常。(2)父執輩數人有眨眼情況。今年 9 月底住院 3 天。初診時怪叫聲很大、恐懼、摔倒、狂叫，約十分鐘狂叫摔倒一次、自傷行為。精神處於亢奮狀態。在初診的候診、診察、診後領藥約 40 分鐘內，共發生多次狂叫、哭喊、欲撞牆突然停止、在患者座椅突然躍起等動作。並有嚴重的地上翻滾七次以上，由其母親緊緊拉住，每次約 1~2 分鐘。在自傷行為後，意識神色猶如常人說說笑笑。對電腦鍵盤有恐懼感，已摔壞家中三個鍵盤，初診時多次作勢要砸醫師的電腦鍵盤。舌苔黃並覆淺白苔。曾服西藥每日量多達 18 粒。現服西藥(1) Trihexyphendyl，hcl，2mg 早晚服用，每次 2 粒。(2) Haloperidol，5mg，早晚服用，每次 2 粒。(3) Bupropion，150mg，早晚服用，每次半粒。

　　治則：清熱解毒、鎮肝熄風。處方：

　　1. 天麻粉。

　　2. 知柏地黃方加生牡蠣粉、殭蠶、製全蠍、木瓜、赤芍。七劑。

　　㈡ 2004/10/29 診：門診時，頭撞診察桌二次、候診至離開共狂叫 5 次，但未躺在地上翻滾。處方同 10/22 方減木瓜、天麻，加金蜈蚣、黃連、地龍、乳香、沒藥。七劑。

　　㈢ 2004/11/04 診：本週常自己打頭，但未躺下翻滾。今

天仍尖叫。處方同 10/22 方加大黃。七劑。

㈣ 2004/12/15 診：（已服藥 21 劑）一個月未服中藥，經別的患者家長鼓勵才再來診。仍狂叫、哭喊、吐口水、罵三字經、摔倒地上、敲撞診所牆壁和玻璃。處方：

1. 天麻粉。

2. 建瓴方加黃柏、知母、製全蠍、金蜈蚣、地龍、乳香、沒藥、大黃、石膏、黃連。14 劑。

＊ 2005/01/03，母親來電：西藥減量一半，續服中藥，症狀未加劇，部份症狀減輕，已不吐痰。但父親不放心，要求加回西藥藥量。

㈤ 2005/01/13 診：仍狂叫，約五分鐘 1 次，門診時仍有幻覺、妄想，據說害怕門板和診察桌的稜角。仍抱住母親。上週已停服西藥中之抗憂鬱症藥品（父親第一次同來，父母一起與醫師溝通觀念）。處方同 2004/12/24 方。七劑。

㈥ 2005/01/20 診：今天仍狂叫。害怕牆面、木板角，疑有妄想、幻覺。但媽媽說心智科醫師仍認為那是妥瑞氏症之「tic」。自幼便秘，昨大便仍少。處方：

1. 天麻粉。

2. 建瓴方加梔子、炒大黃、銀花、黃柏、黃連、乳香、石膏、金蜈蚣、製全蠍、當歸。14 劑。

㈦ 2005/02/04 診：（已服藥 77 劑）仍斷續狂叫，有攻擊行為，多次目露兇光。西藥量又恢復(1) Trihexyphenidyl,

2mg。⑵ Haloperidol，5mg。早晚各 2 粒。電話請教李政育老師，改方加強重鎮和清熱藥。處方：

　1. 天麻粉。

　2. 建瓴方加黃連、黃芩、黃柏、梔子、龍眼肉。十劑。

　㈧ 2005/02/23 診：較能自我控制，自 02/14 起已開始上學。今天有叫聲，未狂叫，無凶惡目光。門診至今，第一次母親不必被抱或被拉著（母親今天坐在 1.5 公尺外的椅子上）。處方同 02/04 方。七劑。

　㈨ 2005/03/08 診：症減輕，叫、跳、腳踢的動作也減少。醫生和他打賭能否坐在椅子十分鐘而不會跳起來，結果他贏了十塊錢。上學期幾乎未上課，本學期一週只上課 9~10 節，偶而每天 3 節課。處方同 02/04 方。七劑。

　㈩ 2005/03/30 診：未狂叫，偶有發怒狀。自 03/22 起，減服西藥各半粒，即：Trihexyphenidyl 為 1.5 粒×早晚、Haloperidol 為 1.5 粒×早晚。大便日 3~5 次。處方同 02/04 方，八劑。

　㈠ 2005/04/25 診：昨晚去遊樂場，喝大杯可樂（紙杯裝），回家後至今日中午泄十多次，腹痛已減；下午來診，卻見第一次脫掉頭箍，頭不會晃，談笑正常。處方同 02/04 方，七劑。

　㈡ 2005/05/11 診：自 5/3 起西藥各 1 粒，門診中有一次頭向後晃，自訴需撞頭才舒。門診時能背誦國文「風箏」課

文。處方：

　　1.天麻粉。

　　2.建瓴湯方加黃芩、黃連、黃柏、龍眼肉、玉桂、礞石、全蠍、金蜈蚣，七劑。

　　㈡2005/06/07診：門診時有20秒左右做激烈擺動動作。媽媽說：小孩幼時曾學舞蹈，在92年第一次住院後一個月，突然會流暢地連續翻斛斗、倒空翻、靠牆倒立。現在病將好，這些都不見了。小孩聽了立刻要求在診間靠牆倒立，動作俐落；說話順暢，眼神清澈，西藥仍為半粒，仍喜冰飲。處方同05/11方，七劑。

　　㈡ 2005/06/24 診：（已服藥 214 劑）在家仍有抽動動作，但意識很清楚。坐媽媽機車後座會跳動，如將跳車。孩子開始怕苦藥，胃口較差。大便日 2 次，渴減。處方：

　　1.天麻粉。

　　2.建瓴湯方加殭蠶、牡蠣粉、全蠍、金蜈蚣、龍眼肉、礞石、黃芩、知母、神麴，十劑。

　　㈡2005/08/30診：曾停服西藥21天，父母不放心，08/30起又給服西藥兩種各半粒×早晚各1次。今天開學日，回原來正常班級上課，每週在原班級和特教班各一半節數。精神疾病已減 70 ％。很久不傷害母親、不頂嘴、不謾罵、無幻覺。仍有斷續性頭向後晃，手快速抽動。處方：

　　1.天麻粉。

2.建瓴湯方加黃芩、黃連、黃柏、殭蠶、全蠍、金蜈蚣、梔子、龍眼肉、川芎、白芷。十劑。

※ 2005/09/13，母電：近二日叫聲大，肢體又會後退，躁熱，常沖澡。

(未) 2005/10/21 診：（363 天已服 333 劑）頭後仰減。服西藥兩種各 1 粒×上午 1 次。正常國三班成績國文 35 分、數學 29 分、地科 42 分，贏同學 5 人。處方：

1. 天麻粉。

2. 知柏地黃方加代赭石、磁石、龍骨、牡蠣、黃芩、黃連、梔子、青蒿、地骨皮、殭蠶、全蠍、金蜈蚣、龍眼肉，十劑。

（躁動 2）　A115

1988 年生，17 歲，男。

特殊性：躁動，神經精神障礙。

(一) 2005/05/14 初診：自國中一年級起發病。清嗓聲如「哮聲」。服西藥半年，貪食，快速發胖。門診中躁動、清嗓聲、罵髒話、幻想、暴力。常與父母爭執，對父母罵髒話。在診察室也會打其母親，咬母之肩頭。現服西藥：(1) Trihexyphenidyl，2mg，早晚飯後各 1 粒。(2) Clonazepam 0.5mg，早晚飯後各 1 粒。(3) Fluoxetine HCL 20ng，早晚飯後各 1 粒。(4) Risperidone 2mg，睡前 1.5 粒。

治則：清熱解毒、鎮肝熄風。處方：

1. 天麻粉。

2. 建瓴湯方加黃芩、黃連、黃柏、全蠍、金蜈蚣、龍眼肉，15 劑。

＊ 2005/05/19：晚上母親來電：孩子大便溏，大便會解在褲子。

㈡ 2005/05/25 診：上課較不昏睡，脾氣較減。孩子偶而自行停服早上的西藥（原來為早晚各 1 次）。處方同 05/14 方，10 劑。

㈢ 2005/06/04 診：動作較緩和，清嗓音減，涕多，最近未打母親。處方同 05/14 方，22 劑。

㈣ 2005/07/01 診：能穩定坐著。已停白天藥，剩服晚上藥 Risperdol。口渴，喜冰，大便日 5~6 次。處方同 05/14 方加梔子 3 錢、石膏 2 兩、再加黃芩、黃連皆各 3 錢，15 劑。

㈤ 2005/07/27 診：停服西藥三星期。話多，近日睡不著。仍常抱母親，偶輕打母親。處方：同 07/01 方加礞石 1 兩，30 劑。

㈥ 2005/10/12 診：（150 天已服 107 劑）仍停服西藥。碎碎唸已減少，躁動減，妄想被迫害。近日已不打母親，卻頻頻罵母親。大便日 2 次，舌苔淺白，脈緩。處方：

1. 天麻粉。

2. 建瓴湯方加黃芩、黃連、黃柏、梔子、殭蠶、全蠍、

金蜈蚣、龍眼肉、礞石，21 劑。

☻ 七、妥瑞氏症併發自閉症

謹以一個醫案，介紹妥瑞氏症併發自閉症的臨床治療之複雜性與辨證論治之困難

（自閉 1）　A83

1989 年生，16 歲，男。

特殊性：妥瑞氏症併自閉症。

㈠ 2005/02/21 初診：一歲半即顯現自閉兒。小學二年級開始有妥瑞氏症狀，未吃西藥。智力稍低，常自言自語及跟隨大人說話。常仰頭向上、嘴張開、舌後捲、身體上下抖動。就讀國中三年級啟智班，字寫得漂亮，但理解力差。大便日多次，頻頻飲食，全臉瘡疹，喜冷飲，脈沉緩。

治則：益氣血、熄風、補陽。處方：

1. 天麻粉。

2. 當歸、川芎、茯苓、白朮、甘草、柴胡、鉤藤、陳皮、薑半夏、赤芍、生牡蠣粉、丹參、白殭蠶、製全蠍、製金蜈蚣、銀杏葉、黃柏、知母，七劑。

☻ 八、妥瑞氏症併發貝希氏症

謹以一個醫案，介紹妥瑞氏症併發貝希氏症的臨床治療

之複雜性與辨證論治之困難

（貝希症 1）　A52

1992 年生，13 歲。

特殊性：妥瑞氏症兼強迫症併貝希式症。8 歲發作妥瑞氏症，服西藥 4 年。父親認為孩子有輕度強迫症 3 年。甩頭、兩肩抖動、穢語。會尿床，唇乾裂，近三年來陸續發作口腔側面黏膜、舌體左或右邊緣等常潰破。穿鞋時間久。

㈠ 2004/11/10 初診：甩頭、兩肩抖動、穢語、涕多。尿床、唇乾裂。口腔內潰破已 3 年，患處常常不同，癒後又潰，潰後又癒；小孩常因痛而張大嘴巴呼氣。怕膏狀物，刷牙不肯用牙膏，目前服用西藥為(1) Risperidone 1mg/tab (2) Olanzapine (3) Desmopressin (4) Baclofen (5) Prozac (6)噴鼻劑。

小學二年級時只有 20 多公斤，現在 70 多公斤。洗澡 1 － 2 小時，穿鞋一、二十分鐘，喜飲冰水，喝牛奶不會泄。大便日 1 － 2 次，脈緩。

治則：清熱解毒、鎮肝熄風。處方：

1. 天麻粉。

2. 知柏地黃方加殭蠶、牡蠣粉、全蠍、金蜈蚣、石膏，七劑。

㈡ 2004/12/01 診：西藥原為 2~3 次/日，現在只在晚上服 1 次；頭晃、手抖、口瘡、口乾、易動怒。經常難入眠，夜

仍尿床。處方同 11/24 方加大黃、石膏、黃芩、炒白果、桑螵蛸，七劑。

㈢ 2004/12/08 診：已停服西藥一週。症減，涕多；強迫症，很在意物品是否存在；舌左側潰破原有二處，現在剩一處，舌右側潰破已癒。處方：

1. 天麻粉。

2. 建瓴湯方加黃連、黃柏、黃芩、梔子、全蠍、金蜈蚣、細辛、石膏、大黃，七劑。

㈣ 2004/12/22 診：本次門診，口內潰破痛劇而不能說話，全程用手寫字答覆醫師詢問。仍會聳肩，頻繁按電器開、關，敲電腦鍵盤。舌體右側潰破 0.5×2 公分。處方：

1. 天麻粉。

2. 建瓴湯方加黃連、黃柏、黃芩、全蠍、金蜈蚣、生蒲黃、澤瀉，七劑。

㈤ 2005/01/19 診：體重由 73 公斤減為 67.5 公斤。搖頭頻率減，說話正常，原患舌頭潰破已癒合，現在是口腔內左頰側後端潰破；此次考試：國語 90 分、數學 89 分、社會 94 分、自然 93 分、英語 98 分、道德 91 分，共 555 分，第五名。舌質淡紅。處方同 01/05 方，14 劑。

＊ 2005/02/25：晚上母親來電，今天有叫聲。

㈥ 2005/03/02 診：在家仍有強迫症行為，在 02/23 起 4 天，會罵髒話。今天門診時頭部頻繁猛向後仰、頭也左右搖

動。兩唇乾裂，右側口腔內又潰破。大便日 2 次，舌苔淺白，脈緩。處方：

　　1. 天麻粉。

　　2. 建瓴湯方加黃連、黃芩、黃柏、薑半夏、白芷、全蠍、金蜈蚣、生蒲黃，14 劑。

　　(七) 2005/03/30 診：妥瑞症狀近期少見，父親很在意孩子的強迫症：坐捷運離座時，會低（俯）頭看座倚下是否有遺落物品 1～2 分鐘，一直被父母叫離才停止，有時會使鄰座的女孩尷尬。平日仍常踢腳，用手在空中塗擦別人留下的影像或聲音。下嘴唇內側近三天有潰破約 0.2 公分直徑。處方：

　　1. 天麻粉。

　　2. 建瓴湯方加當歸、川芎、乳香、沒藥、桃仁、川紅花、金蜈蚣、全蠍、14 劑。

　　(八) 2005/05/11 診：（已服藥 168 劑）妥瑞症症減，但躁動不安，脾氣仍大，仍見強迫症。處方：

　　1. 天麻粉。

　　2. 建瓴湯方加黃芩、黃連、黃柏、金蜈蚣、全蠍、礞石、龍眼肉，14 劑。

☠ 九、妥瑞氏症併發強迫症、自閉症

　　謹以一個醫案，介紹妥瑞氏症併發強迫症、自閉症的臨床治療之複雜性與辨證論治之困難

（強迫自閉 1）　A86

1979 年生，25 歲，男。

特殊性：兼有妥瑞氏症、強迫症和自閉症。

㈠ 2005/02/23 初診：3 歲患妥瑞氏症，頻繁吐口水一年多，4～5 歲時理髮師即認為有智障。2 歲仍不會說話，智力略遲緩，注意力不集中。3 歲起略駝背。國中一年級功課尚可，二年級則較差。五專時首次在操場繞來繞去。曾服醫院一個月西藥，表情呆滯。轉學商專學校，未畢業。智力稍減、曾有鳥叫聲、有時全身抖動、晃頭頻繁、罵髒話。手足冰冷，指甲紫色。從廁所出來，走路步伐必須算步數。吃飯時若家人看電視，則怒而不吃飯。過馬路不看左右。易怒，喜冰飲，頸、胸椎在年底時即顏色較黑。頸兩側痛。常罵家人。大便 2 天 1 次，脈滑。病人常自訴陽物曾受傷。

治則：滋陰、熄風、補陽。處方：

1. 天麻粉。

2. 知柏地黃方加牡犡粉、殭蠶、全蠍、金蜈蚣、丹參、柴胡、薑半夏，七劑。

㈡ 2005/03/03 診：常會自己笑。處方：

1. 天麻粉。

2. 抑肝散方加殭蠶、牡犡粉、全蠍、金蜈蚣、柴胡、薑半夏、丹參，七劑。

　　㈢ 2005/03/10 診：擺碗筷、坐姿，走路皆需要固定動作
或儀式。處方同 03/03 方，七劑。

　　＊三天後父親來電：母親懷疑孩子的小便較混濁是腎臟
受損，不願再服藥。

第九章 對妥瑞氏症患者的輔導與建議

一、病人信賴醫生

醫生若得到妥瑞氏症患者和家長的信賴，則應該告訴他們病情的緣由、預定的處理方式和可能的發展，不論是有利的或不利的狀況都讓家長知道。讓病人和家長感受到醫師對他們的關懷，並配合醫療的處置、飲食營養的攝取，和生活作息的調整，以儘快渡過難關。

如果醫生也能傾聽並體會病人的擔憂，病人會因受重視，而將問題坦然陳述。有時，醫生的非語言的專注表現，或偶而重述病人講過的話，都能達到這個目的⁽²³⁻⁴⁾。

相對於診察成人患者的正經嚴肅，診察妥瑞氏症小孩的

看診過程就有必要顯得像在閒話家常，這種治療方式，可以放鬆孩子的心理壓力，避免短暫隱藏其抽動症狀，較能正確觀察其確實病況；也有助於病人自行引導平時之焦躁情緒。

　　至於兼有躁動、暴力、吐痰、破壞行為等舉動的病人，雖然破壞診間的秩序，醫生也得多加容忍，務必以將病人導入正軌為目標。

　　輕度的妥瑞氏症患者或治療後減輕者，應該鼓勵他的自我控制。例如：每天花二十分鐘在鏡子前練習自我控制動作。如果自我控制成效良好，家長可以給予適當的獎勵。

☠ 二、許小孩一個希望

　　焦慮、緊張都會使病童的症狀更加明顯。除了服用藥物治療，家長、老師、親友、醫生給予病童的精神支持，常會縮短藥物的治療期。

　　有一個媽媽告訴我，她的國中男孩在服藥治療後已經一個月不見妥瑞氏症狀。幾天前，她在補習班門前等孩子下課，卻看到正和老師說話的孩子抖個不停。媽媽說：「我真想走進教室，給孩子一個巴掌。」

　　「別擔心！你會好起來。」、「別人的病好了，你也會好。」「恭喜你！你已經好多了。」給予病童一個堅定的希望，許他一個美麗的未來，他會更認真地去自我控制。

☠ 三、建議家長繼續教育患病的小孩

當病童出現症狀時，家長要給予適度的容忍；在可能的情況下，應視如一般的小孩，照常要求學習知識與常規。當孩子藉著「我生病了」的態度，而拒絕學習，拒絕幫忙家事和遵守常規；家長若心疼，一再同情他，久之，孩子便失去許多學習的機會。

尤其是常規的養成，需在學童期開始建立，錯過了幾年生病的日子，才要糾正不好的習慣，往往事倍功半，也破壞親子關係。所以建議父母要常告訴小孩：「你是正常的孩童，這些小症狀是會好起來的。」、「你一定要勇敢，不必在意同學的開玩笑，或是異樣的眼光。」

☠ 四、病童打媽媽的問題

「小孩打媽媽」、「小孩罵媽媽、爸爸」的舉動是人類孩童時期的反應。臨床上，妥瑞氏症的小孩有小學生、國中生，也有高中生患者，在家裏、在醫生診療室會打、擰媽媽，使媽媽皮膚肌肉瘀傷。也有國中女孩在家以三字經辱罵家長者。這些都不必太憂心，那些常人認為「錯誤」的舉動，對腦部認知功能障礙者似乎沒有什麼意義；當病人大腦的認知功能恢復健康，也就沒事。

大人的世界裏，「不可以隨地大、小便」、「不可以打

人」、「更不可以打媽媽、爸爸」。這些規矩是我們在兩、三歲以後的教育學習，當各種教條深深烙印在大腦，形成腦部認知、反射與動作的功能，長大後自然符合社會的要求。

如果年幼即患有妥瑞氏症，社會倫理的訓練不足，病情嚴重許多年後，就可能影響腦部的認知。當病童有上述「小孩打媽媽」的行為時，自是情有可原。孩子發病期間是難以管教的，父母親只好百般忍耐，當孩子疾病漸漸痊癒時，他的行為認知，可能還停留在數年前，父母親必須辛苦地從頭教育其生活準則、社會規範；不能只看到孩子現在年齡的表象，而忽略已有數年管教不足。

別擔心，等孩子病情轉好，趕快建立起父母的威嚴吧！

☠ 五、親師聯繫

妥瑞氏症病人在上課時，常有半不自主的甩頭、抖動、叫、喊、穢語，會干擾大家的學習情境。起初，老師和同學會基於「他生病了」而容忍他；久之，可能會被貼上「不正常」的標籤，病童漸漸被忽視而疏遠。

在下課的遊戲或運動，怪動作頻繁，常無法和同學共同完成一項活動，也容易被拒絕、排斥、孤立而成為旁觀者。

因此，對病童的安慰和心理建設是有必要的。例如，當小孩在更換新班級、新導師時，家長應到校與老師說明小孩的病情，可以給老師一些有關孩子病情的書籍或文章，通常

老師會樂於多瞭解學生的困難；避免老師無意間造成孩子的傷害。多利用小孩的家庭聯絡簿，瞭解孩子在學校的表現；必要時，也和各科任老師取得聯繫，讓小孩得到更多的協助。

🎦 六、老師應儘可能讓病童繼續上學

　　筆者的妥瑞氏症病人，已休學或將休學者常有很大的挫折感，家長更是如此。通常，有聲語症或敲書桌的躁動病童，可能會被優先請出教室，或請出學校。緩衝之計，聲語症者可嘗試用口罩減低音量，躁動者可請他坐遠一點，請家長在書桌上加一塊厚絨布、厚毯子吧！

　　如果孩子的休學不是家長或病童的意願，而是老師或學校行政人員明確告知這孩子損害別人學習的權益，使病童非自願地離開團體學習；這種情形常會造成孩子和家長的心靈創傷，造成孩子學習的斷層。老師當然知道那是困難的抉擇，萬不得已要病童休學，建議儘量溝通說明，並在休學時期，記得撥個電話關心。

　　也許，老師認為讓妥瑞氏症孩子在家療養是一番好意，希望在家會比上學較快痊癒。事實卻不盡然如此，妥瑞氏症的病人經常越焦慮緊張，就發作得越嚴重；尤其是國中、高中的青少年、兼有強迫症的休學學生更顯得焦慮。

　　試試看！讓妥瑞氏症候群的學生、家長自行決定孩子的上學、請假，也將學校制式的成績評量做些彈性處理。

第十章 妥瑞氏症臨床常遇見的問題與討論

☻ 一、中藥有穿過血腦屏障治療腦神經病的優勢

　　人類的大腦裏有無形的「血腦屏障」（blood-brain bar-rier）在保護重要的腦細胞，這「血腦屏障」是大腦先天性自我防衛的機制。病毒、毒物等有害物質會直接進入傷害，單一化學結構式的藥物是不能穿過血腦屏障的，這可能是西藥不能有效治療妥瑞氏症的主要原因。

　　英國的「刺珞針神經學」期刊發表：「食用橄欖油、葵花子、杏仁、蔬果等富含天然維他命 E 的食物，有助於預防巴金森氏症。天然維他命 E 的效果遠優於維他命製劑，這可能是合成維他命 E 滲透腦部的效果，遠不如天然維他命 E；

而維他命C則容易被腦部的障礙阻隔，不易發揮作用。[26]」

　　中藥取之於大自然，較能穿過腦血屏障，去進行修正、治療病灶；因此，中醫的繼續研究，和患者願意服用天然中藥治療腦部，妥瑞氏症患者會較有機會恢復健康。

　　中醫幾千年來在神經疾病的治療一向有相當好的效果，若能結合現代醫學的精確分析，從病因、病理切入，經八綱辨證、三焦辨證、六經辨證、臟腑辨證、衛氣營血辨證等考量，並配合西醫的功能矯正、維生治療；來治療近百年來的各種變異疾病、罕見疾病，應更能維護國民的健康。

☻ 二、家長不必背負「遺傳」原罪感

　　如果疾病不是因自然環境或外力引起，而且也可由宗族、血統發現其連綿性者，通常都歸納為「遺傳疾病」。

　　「基因學」是近幾十年快速竄起的頂尖醫學，但是，當病人問：「遺傳基因不可能改變嗎？」、「遺傳疾病一定會世代綿延、遺禍千年嗎？」任何一個醫學家都不曾潑你冷水。

　　證諸事實，所謂的「遺傳疾病」在幾千年來，各個國家、種族，經過男女聯姻、世代交替、隔代遺傳、顯性遺傳和隱性遺傳後，大部分的遺傳疾病並沒有強力擴散、罹患的人口比率也沒有增加多少。這可以顯示基因可以因環境的改變、氣候的更迭、飲食的良窳和各國傳統醫學的醫療修正，

而有頗高的比率能阻斷或減低遺傳疾病的繼續傳遞。

因此，妥瑞氏症的父母對現代醫學「顯性遺傳、隱性遺傳」的說法，只要謹記在心，盡力使病童恢復健康；不必悶悶不樂、以淚洗面，擔心孩子未來的婚姻、子孫的健康。

☻ 三、妥瑞氏症熱證偏多的治療

治療熱病應用寒藥，治之而其症仍熱者，應當補其陰；治療寒病應用熱藥，治之而其症仍寒者，應當補其陽。黃帝內經素問至真要大論第七十四云：「帝曰：論言治寒以熱，治熱以寒，而方士不能廢繩墨而更其道也。有病熱者寒之而熱，有病寒者熱之而寒，二者皆在，新病復起，奈何治？岐伯曰：諸寒之而熱者，取之陰；熱之而寒者，取之陽；所謂求其屬也。」

為什麼多數妥瑞氏症辨證是熱證？或許我們可以用生理學、病理學的原理來解釋。我們常說「過猶不及」，通常神經、肌肉處於收縮、興奮狀態，則為「太多」、「有餘」，可以歸類為「熱證」、「實證」，治療應清瀉之。當神經肌肉處於鬆弛、抑制狀態，則為「太少」、「不足」，可以歸類為「寒證」、「虛證」，治療溫補之。

☻ 四、治療妥瑞氏症為什麼以水煮中藥為主？

醫聖張仲景是一個以湯液為主的醫生，故其傷寒論一百

一十三方中，湯液佔一百零八，用之多驗，妙絕眾醫 [22-2]。
曾曰：「欲療諸病，當先以湯蕩滌五臟六腑，開通諸脈，治
道陰陽，破散邪氣，潤澤枯朽，悅人皮膚，益人氣血；水能
淨萬物，故用湯也。」

　　因此，妥瑞氏患者臨床上只用藥粉的療效是不夠的，尤
其對已長期服用西藥的患者幾乎沒有療效。家長只要略為思
考小孩服用的高劑量西藥，就很容易瞭解患者病況有多難處
理；而且患者的妥瑞氏症疾病並不是已確定是疾病的高峰。

　　換句話說，腦中樞障礙是可能惡化的，症狀是可能更加
強烈的，尤其是會來看中醫的患者大多是病情較嚴重者。因
此，治療藥物的功能必須勝過疾病惡化的速度。猶如要在湍
急的河流逆水而上，用大馬力的汽艇總是比用木槳划船有效
率些。

　　經過服用水藥的治療期，當病情減輕大半以後，病人也
可以選擇以藥粉做為後續治療，以穩定腦神經的傳導功能。

☠ 五、已長期服用西藥者，只能漸漸遞減戒斷，否則病人症狀可能會加重

　　不像治療高血壓或糖尿病，患者的認知是需長期服用；
妥瑞氏症患者的家長常誤以為可以馬上停服西藥，用中藥就
可以快速痊癒；事實上，長期服用精神科西藥的患者太快停
藥，以中藥類似「慢郎中」的療效，這些家長常常會大失所

望。即使是已經一年沒有服用西藥的妥瑞氏症患者，服用中藥也要半個月或一個月才能明顯的減輕症狀。

　　有些患者因太早停服西藥或西藥減量太多而出現憂鬱症或幻想症，家長趕快恢復服西藥，卻疑懼而不再服中藥。例如妥瑞氏症兼強迫症患者的女孩，服西藥已久，太早停服西藥，憂鬱症發作而整夜哭啼超過十小時，鬧得整個住宅社區不能安靜，父母親非常尷尬。

💀 六、人類的祖先是什麼動物？

　　妥瑞兒的門診都是父母親帶小孩來，眼看這些小孩的痛苦，父母更是心痛在深處，尤其是媽媽內心的焦慮和承受他人的異樣眼光，真是有口難言。「為什麼說妥瑞氏症是遺傳病？我們夫妻兩人、父母親幾代都沒有這種病。」，「我懷孕後期常常吃不下，營養不良跟妥瑞病有關係嗎？」，「我這小女孩在出生幾個月後的笑容，像閩南話說的七孔變一孔，幾年後出現的妥瑞氏症有關嗎？」，「我的小孩發作才一個月，心理壓力大而斷續休學，為什麼會這麼嚴重？」

　　臨床上總是要先安慰陪診的爸爸和媽媽，尤其是傷心又憂慮的媽媽。事實是，不管是黃種人、白種人或黑種人，都有妥瑞氏症的患者；患病的孩子是自發性發作，並不是因為外力受傷而發作；也沒有寒帶、熱帶國家的差異，或窮人、富人的差別。所以不能說是環境因素，只好歸類為基因遺傳

因素。因此，妥瑞孩子的媽媽千萬別難過，這絕對不是您的錯，如果硬要有人承擔原罪，就算是人類祖先的錯吧！那，不免疑惑：人類的祖先是什麼動物呢？

「妥瑞氏症候群」在台灣民間閩南話稱為「著猴症」，先人傳承的名稱是否代表某種意義？頻繁眨眼、皺額、咬唇、露齒、張嘴、縮鼻、搖頭、甩頭、點頭、聳肩、手陣攣、腳抽動、反覆咳聲、清嗓聲、怪相、伸舌、轉頭、挺腹吸氣、翻白眼、狂叫、狗吠聲、啊聲等妥瑞氏症狀，如果說是基因遺傳，那麼，究竟人類的祖先是什麼動物？或是和哪類動物是親戚？也許妥瑞氏症候群可以幫助遺傳學家追溯人類祖先是什麼動物的有力證據。

☠ 七、治療將癒期的不規矩動作不是妥瑞氏症狀

有些患病多年的妥瑞兒在過去的歲月裏，父母親一向忙著照顧孩子的健康和安全，對於孩子平日若干不妥的生活習慣和行為，或是視而未見，或是無暇兼顧，或是不忍苛責；現在孩子的妥瑞氏症狀大幅減輕了，卻發現孩子有許多不如己意的言語和行為，父母親難免混淆了。

究竟這些不妥的言語和行為是新的妥瑞氏症狀或是舊病復發呢？應該不是，主要原因是過去數年的黃金歲月裏，父母親對嚴重的妥瑞兒較予寬容、管教不夠，所以，當將痊癒的妥瑞兒的大腦中樞能清楚地管理他自己的動作、情緒和言

語起，父母親就要冷靜點，趕快重拾在患病期荒廢的孩子教育。

🍄 八、妥瑞氏症孩子的學業成績會較差嗎？

妥瑞氏症孩子的父母也常常擔心孩子的學業成績，通常，輕度、中度患者的學習功能並沒有受到不利影響，他們的學業成績大部分都很優秀；這就是我在門診時會記載患者期中考、期末考成績，並和以前互相比較的用意。

學業成績會退步的小孩，經常是因為病情嚴重、躁動、有聲語症，在學校教室不能靜心學習，或擾亂他人課堂學習者。而長期服用精神科藥物導致頭腦昏昏沉沉的孩子，聽不懂老師的講解，功課當然不好。這，卻不能怪醫師，並不是醫師的錯，醫師是先救孩子的性命要緊。有一個妥瑞氏症孩子抖動、狂叫、亂跳而住院，醫師同意家長的保命要求；在病情穩定時告訴家長：「三天來注射孩子的鎮靜劑藥量，是一般病人使用三星期的劑量。」

幸運的是，當患者的妥瑞氏症減輕、精神科藥物也戒斷、腦部經治療而功能穩定後，孩子頭腦的思考可以依舊清晰。當學習能力再度發揮，學業成績可能大幅進步。

💀 九、妥瑞氏症和過動兒、強迫症、自閉症是「一家親」嗎？

我們常將疾病的直系（世代）傳遞稱作「遺傳」，如果腦部的功能障礙出現旁系的不同病症，那應如何解讀呢？

臨床上較嚴重的妥瑞氏症患者，經治療後剩下五分之一症狀左右，常見有躁動不安或強迫性動作。再檢視家族性的妥瑞氏症、過動兒、強迫症、自閉症的橫向相關性，是否可將這些病症視為「腦部功能障礙之不同層面」？下列病例是旁系四等親以內的不同腦部功能障礙，提供參考：

㈠ 10 歲男孩是妥瑞氏症，16 歲姨表兄是強迫症。

1. A24，1995 年生，10 歲，男。

特殊性：神經障礙。10 歲，患病一個月，醫院診斷為妥瑞氏症。服精神科西藥三週，斷續休學。晃頭、頭痛劇，躺下才舒服。吃藥或食物後常吐。兩手和頭一齊抽動。常蹲下抖。常哭啼。近一個月瘦 3 ～ 4 公斤，抱著媽媽才舒服。大便日 1 次。喝牛奶不泄。唇乾裂。平常不渴。吐後才渴。未病前睡佳，最近半夜不舒。頭兩側和後枕部痛。脈浮緩。

2. B3，1989 年生，16 歲，男。

特殊性：強迫症。12 歲患病，未曾服西藥。擺物會連續數次，頻繁伸手，喜冰飲，舌苔白，大便 2 天 1 次，嘴唇在冬天常乾裂，右耳能自主性搖動。脈緩。

㈡媽媽陪兩個小孩來診，8 歲女兒是妥瑞氏症，12 歲哥哥是過動兒。

1. A73，1997 年生，8 歲，女。

特殊性：神經障礙。6 歲患病，發病二年。曾服精神科西藥十個月，現仍眨眼、努嘴、喉中怪聲（怪聲常不同）。鼻炎，涕黃且白，偶而手腳抽動。白睛呈淡青，舌質紅。大便 1 或 2 天 1 次，喜冰飲。脈浮。

2. C1，1993 年生，12 歲，男。

特殊性：過動兒。8 歲患病，服西藥「利他能」（商品名 Ritalin, 學名 methylphenidate[甲基苯碳酸]），症未減。過動兒五年，靜不下來，在診間坐下、起來量身高，走來走去。鼻炎。舌紅。口乾。脈浮大。

㈢男孩 7 歲是妥瑞氏症，舅舅 33 歲是強迫症。

1. A46，1998 年生，7 歲，男。

特殊性：神經障礙。5 歲患病，服西藥二年，仍服西藥。兩腳常自踢瘀血、尖叫、搖頭、彈琴時兩手常會抽動，曾頻繁咳聲。舌質暗紅，大便日 1 次，常怕冷，不喜冰飲。脈緩。

2. B2，1972 年生，33 歲，男。

特殊性：強迫症，自 13 歲國中開始，已 20 年。高中、大學時症劇。會一直看某一物品，自己覺得壓力大。目前仍會站着轉圈圈，一直連續關水龍頭數次，常坐下又起來幾

次。鼻炎，緊張時說話結巴，咳聲，不發脾氣，學業成績一向很好。脈沉，舌尖紅點，日喝水 2500ｃｃ 以上，喝牛奶會瀉。

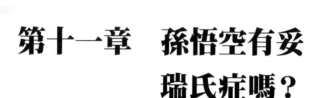

第十一章 孫悟空有妥瑞氏症嗎？

一、美猴王孫悟空的頭箍

輕鬆一下！這是說故事時間。

話說「西遊記」是明朝吳承恩（約西元 1500～1582 年）的精彩著作，是數百年來家喻戶曉的小說[20]。故事的背景是唐朝太宗貞觀十三年（西元 639 年）皇帝派遣唐三藏西行取佛經，在貞觀二十七年回國的故事。小說裏有許多國名、地名、人名、景物都是虛構的，尤其是唐三藏的三個徒弟杜撰得精彩絕倫。在全數一百的章回小說裏，石猴的誕生就列在第一章回，最後第一百章回則記載孫悟空修成正果，全書多達九十五章回敘述美猴王，可見美猴王孫悟空的重要性。

小說裏賦予美猴王孫悟空什麼特色呢？包括法術七十二變、觔斗雲、如意金箍棒、金線頭箍等。孫悟空既擁有高明

的武藝和法術，又增加觔斗雲和如意金箍棒則如虎添翼；可是，「頭箍」對孫悟空而言，卻是不受歡迎的。頭箍阻礙孫悟空的率性，迫使孫悟空在打、殺、罵之前有所忌憚。原來，這是作者吳承恩的高明舖排。在孫悟空闖龍宮、欺地府、反天宮等囂張惡行後，雖被禁錮在五行山下已五百年，其暴躁專橫之習性仍難完全去除，故事裏被菩薩給予唐三藏的頭箍扣住，則是在制衡其躁動蠻幹的情緒問題、精神障礙，情節應是合理。因為，如果沒有頭箍，故事裏優柔寡斷的唐三藏若能管得住心思敏捷、專斷獨行的孫悟空，讀者是很難信服的。孫悟空縱使有通天本領，既逃不過如來佛的手掌心，也逃不過唐三藏的頭箍。所以說，西遊記裏孫悟空的頭箍角色很特殊。

　　孫悟空是誰家子弟？「花果山頂之仙石，內育仙胞；迸裂，產一石卵，似圓毬樣大，見風化作一隻石猴。」孫悟空的身體健康情況如何？「押去斬妖臺下，綁在降妖柱上，刀砍斧剁，鎗刺劍剜，莫想傷及其身；火部眾神，放火煨燒，亦不能燒著；雷部眾神，以雷屑釘打，越發不能傷損一毫。」

　　那，讀者難免納悶，想問問作者吳承恩：「美猴王是石頭孕育而成的，火煉、鐵打都不能損傷分毫。沒有神經、血管、肌肉的石猴為什麼會頭痛？」。算了！各位看官，偉大的小說裏有點小離譜，千萬別在意。只要記住：頭箍的功能

是隨時在提醒孫悟空要適當地處理問題，不可任意胡為，不能意氣用事，否則會有被唐三藏立即修理的「頭痛」問題。

　　一般說來，顱內頭痛常因顱內壓力增加而起[5-3]，如腦瘤、血管瘤、腦水腫，或是緊張性頭痛、腦內神經血管痙攣。血管瘤破裂者的主訴如一生不曾有之爆裂劇痛，而神經血管痙攣之頭痛，常是反覆發作，其劇痛來也迅速，病去無蹤。如果頭部創傷是因為輕度外力撞擊，則痛常在頭蓋骨外；若被強力撞擊則會導致顱內血腫頭痛。生理學之「對側挫傷」常是俗稱的「腦震盪」，即後頭部被撞擊則在前頭部血腫而頭痛；左側頭部被撞擊則右側頭部血腫而頭痛[18-4]。這種頭痛在短時間內是不會消失的，和孫悟空因頭箍引起的頭痛，顯然不同。

☠ 二、妥瑞氏症病人是先患頭痛才用頭箍保護

　　作者吳承恩心思縝密，應也知道孫悟空的頭痛不是被頭箍外力緊縮而痛，因為當這金線細小的頭箍強力緊縮時則頭骨會創傷或碎裂矣，可是故事裏卻是停止唸咒即止痛，而且可以重覆唸咒、反覆頭痛？所以，美猴王的頭痛應該不是外傷的頭痛，必是因唐三藏唸緊箍咒使「生根似的頭箍」如電擊般，能感應、影響腦內神經、血管痙攣而頭痛，這種頭痛頗為類似病人發作緊張性頭痛，或是偏頭痛；劇痛則打滾、欲嘔、視覺閃光，病去則不留痕跡，病人仍是神清氣爽。

　　古往今來，戴頭箍主要是保護人的頭部避免撞傷。一個
病人若是頭部已有創傷、有感覺平衡障礙、在高速行進等情
況，則會考慮戴頭箍；另外，也包括病人的精神、意識或神
經功能已有障礙，可能不定時發生意外，才會戴頭箍，這類
少見的病況是因為病人的頭痛感覺促使他撞牆才覺得舒服。

　　一般的妥瑞氏症患者是不會頭痛的，只有極少數的嚴重
妥瑞氏症患者才會頭部劇痛，會有甩頭撞牆、摔地、踢腳、
「倒退嚕」、傷人、自傷、摔物等行為；發作幾分鐘後，一
切風平浪靜、有說有笑。然後，再發作。

☠ 三、孫悟空的神經精神障礙

　　孫悟空的動作、情緒、個性，在西遊記厚厚一本小說裏
描述得很生動，大致上沒有明顯的前後矛盾，摘要如下[20]：

㈠病人幼時性情溫和

　　猴王又道：「我無姓，人若罵我，我也不惱；若打我，
我也不嗔，只是陪個禮兒就罷了。」（第一回）

㈡妥瑞氏症初發症狀（連扯、攢拳、身抖、跳腳）

　　祖師道：「凡諸仙騰雲，皆跌足而起，你卻不是這般。
我纔見你去，連扯方才纔跳上，我只就你這個勢，傳你個
『觔斗雲』罷。」、祖師又道：「攢緊了拳，將身一抖，跳

將起來，一觔斗就有十萬八千里路哩！」（第二回）

㈢個性偏執不接受糾正錯誤

　　三藏道：「只因你沒收沒管，暴橫人間，欺天誑上，纔受這五百年前之難。今既入了沙門，若是還像當時行兇，一味傷生，去不得西天，做不得和尚。忒惡！忒惡！」。原來這猴子一生受不得人氣，他見三藏只管絮絮叨叨，按不住心頭火發，道：「你既是這等，說我做不得和尚，上不得西天，不必恁般絮咶惡我，我回去便了！」那三藏卻不曾答應，他就使一個性子，將身一縱，說一聲「老孫去也！」三藏急抬頭，早已不見。（第十四回）

㈣治療病人的神經精神障礙

　　老母道：「我那裏還有一篇咒兒，喚做『定心真言』，又名做『緊箍兒咒』，你可暗暗的念熟，牢記心頭。」（第十四回）

㈤妥瑞氏症的神經症狀（豎蜻蜓、翻觔斗、眼脹身麻）

　　「那師父不住的又念了幾遍，把那行者痛得打滾，抓破了嵌金的花帽。……伸手去頭上摸摸，似一條金線兒模樣，緊緊的勒在上面，取不下、揪不斷，已此生了根了。他就耳裏取出針兒來，撞入箍裏，往外亂撬。三藏又恐怕他撬斷

了，口中又念起來，他依舊生痛，痛得豎蜻蜓、翻觔斗、耳紅面赤、眼脹身麻。（第十四回）。

㈥情緒失控、傷害尊長（極少數嚴重妥瑞氏患者會咬打母親）

「你可再無禮了？」行者道：「不敢了！」他口裏雖然答應，心上還懷不善，把那針兒晃一晃，碗來粗細，望唐僧就欲下手。（第十四回）

㈦躁動暴力傷人行為

行者跳將起來，抖抖土，束束裙，耳後撤出棒來，叫山神、土地：「都伸過孤拐來，每人先打兩下，與老孫散散悶！」（第三十三回）

㈧病癒沒頭痛免頭箍

如來封孫悟空為鬥戰勝佛。孫行者對唐僧曰：「師父，此時我已成佛，與你一般，莫成還戴金箍兒？」唐僧曰：「當時只為你難管，故以此法制之。今已成佛，自然去矣。」行者舉手去摸一摸，果然無了。（第一百回）

☠ 四、推論

作者吳承恩故意將頭箍和頭痛的因果倒置，而將此題材

巧妙地融入小說情節裏，作者也很瞭解這種疾病的發作過程，才將孫悟空寫入小說。可以大膽的假設，在作者當時西元十六世紀時就有不少這種病人。

　　除了「嚴重」的妥瑞氏症病人外，我找不到那一種病人有「連扯、攢拳、身抖、跳腳、豎蜻蜓、翻觔斗、眼脹（眨）、身麻、傷害尊長、躁動、暴力傷人」的行為，而且頭痛忽來倏止、個性偏執、蠻橫專斷、精力旺盛、戰鬥力強、心思敏捷、動作俐落，及錙珠必較、睚眥必報的情緒反應。這些特質綜合起來，就是「嚴重」的妥瑞氏症患者。

　　因此，我認為孫悟空曾有嚴重的妥瑞氏症；後來，病好了。

【附錄一】：聯合報2004年10月14日【E4版】刊載治療妥瑞氏症文章

14歲的妥瑞氏症男孩、咳嗽、甩頭、手腳肌肉陣攣、挺腹吸氣，治療期較短。

怪動作頻繁　不是小孩頑皮

林寶華／
北縣三重林寶華中醫診所院長

十四歲的男孩就診，陪同的媽媽說明小孩的咳嗽、抽動症狀越來越嚴重，六年來看過許多醫師。兩個月前神經科醫師診斷為妥瑞氏症，媽媽不願小孩吃西藥，堅持要吃煎煮的中藥，又走進中醫診所來試試看。

小孩的發育很好，身高166公分，體重62公斤。他患有這些怪動作的開始兩年，父親以為他故意頑皮，將他罵慘了。初期病輕，日子久了，症狀更明顯，發作大數也越頻繁。

現在的症狀是咳聲洪亮，約半分鐘咳一次，每次咳聲時整個頭會快速地向左側傾斜，使右頭肌肉緊繃，頭再快速回正。說話的詞，句會數次中間停頓，每一分鐘右手右腳會突然不自主快速抽動一次，肚子也突然向前鼓起；咀嚼時常咬到口腔右側肌肉，讀書很難靜下心來。

診斷後給予清熱滋陰的知柏地黃方，和熄風止痙的牡蠣、天麻、殭蠶、全蠍，病人服用十四帖煎煮藥後，發作症狀只剩三分之一；又服藥一星期，自行停藥也一星期，原有的症狀和發作頻率剩餘五分之一。再治療半個月，已控制住。

抽動症在現代醫學稱為妥瑞氏症，常在兒童和青少年時期發作，主要症狀是不自主的、無目的、反覆、快速的一個部位或多部位肌群運動抽動和發聲抽動。

此症也會伴隨其他行為症狀，包括注意力不集中、多動、自傷、攻擊行為、和強迫障礙等，造成學習困難和情緒改變，因而會加重患兒心理的困擾和妨礙社會適應。

據統計，男女發病之比約為三比一，年齡以五到十三歲占多數，在十歲以前發作者佔十分之九。病程長短不一，如果長期持續未治療，可能有慢性神經或精神障礙。

此病屬中醫的肝風範疇，多因幼兒性情固執、身體較胖或喜食肥甘而痰火上擾，腠痢清痰；或懷孕期間母親受驚恐或情志失調，以及產傷導致胎兒受傷而造成氣機逆亂，痰濁阻滯，肝風夾燥，筋脈拘攣所致。

治療時根據臨床症狀辨證用藥，若是邪實明顯者，應以袪邪為主要治則，屬痰火者應予清熱瀉痰，肝風內動者則調肝熄風；並依以養心安神之藥和食品。

病人在抽動症狀減輕後，往往出現正虛的一面，此時應改以扶正為主，兼以袪邪治之，以袪除抽動的病因，調節臟能；針灸也可辨證運用，使其早日康復。

在治療過程中，病人也應注意生活的調理，少食生涼厚味食品，以免損傷脾胃；不要過度勞累，避免精神過度緊張，力求短期內恢復健康。

證型	症狀	參考方劑
肝氣鬱結	搖頭聳肩、肢體抽動有力、肋下脹痛、食欲不振、性情固執、舌苔薄膩、脈弦。	柴胡疏肝湯
肝風內動	搖頭、聲肩、擠眉眨眼、噘嘴、喊叫、踢腿、煩躁易怒、頭痛頭暈、面紅目赤、大便乾硬、小便短赤、舌紅苔白或黃、脈弦實或洪大有力。	鎮肝熄風湯 羚羊鈎藤丸
痰火擾神	起病急驟、性情急躁、神亂無知、喉中痰鳴、煩躁口渴、睡眠不安、舌紅苔黃或膩、脈弦大滑數。	滾痰丸
陰虛風動	搖頭眨眼、聲肩搖頭、肢體震顫、頭暈齒花、形體憔悴、手足心熱、汗出便乾、口唇脣紅、喉中作響、舌體光布少津、脈細數濡弦。	三甲復脈湯

製表／林寶華中醫師

【附錄二】：自由時報2005年2月17日【45版】
刊載治療妥瑞氏症文章

8歲的妥瑞氏男孩，5歲服用藥量最多。聲語症、躁動，中藥治療效果較慢。

「妥瑞症」中醫調理　改善困擾

文／林寶華

八歲的男孩來診，戴著口罩，身高一百二十九公分，體重二十四公斤。媽媽說他在二歲時妥瑞症狀發作，迄今已六年，服藥控制也是六年。近幾年，曾有數次停服或減服藥物，病症隨即嚴重。因狂叫、手腳抽動劇烈而在去年十月下旬住院四天，目前已休學。臉色蒼白，哼叫頻繁、戴著口罩隔音，煩躁、易怒、頻頻罵髒話、兩肩和全身抖動不停，脫掉口罩則尖叫聲很大。年輕媽媽的精神緊繃，那焦慮、憂心、無奈又無助的表情令人印象深刻。

經辨證後給予水煮藥，半個月後尖叫聲大幅減低，恢復上學。媽媽觀察孩子的病情減輕，開始以階段性遞減的方式減少控制藥品的次數和劑量，一個月後症狀大幅減輕，原來的尖叫聲只剩輕微的喉音。媽媽因舊有痛苦經驗，不敢停服全部控制藥物，改為每日給藥一次，藥量僅給原來的四分之一。再半個月後，臉色較佳，沒有叫聲，兩肩不抖，只剩輕微晃頭、輕微噘嘴，媽媽才停給控制藥。

妥瑞症候群是醫學界的難題，發病的患者大多數是小孩子，正值學齡期，大部分不影響上學，只須面對同學戲謔時的心理調適問題。但有少部分小孩會影響其學習，甚至被迫休學，嚴重者狂叫終日，穢語不斷。

妥瑞症候群的病灶在腦部，腦部是所有動物管理軀體的指揮中樞，病變起因是腦部基底核多巴胺分泌太多，或神經傳導多巴胺受體過於敏感等病因所引起。在神經障礙方面，常反覆出現半不自主的動作，例如頻繁眨眼、皺額、咬唇、露齒、張嘴、縮鼻、搖頭、甩頭、點頭、聳肩、反覆咳聲、清嗓聲、怪相、伸舌、轉頭、挺腹吸氣等。如果久病不癒，發作症狀可能會由簡單的動作而逐漸複雜，或病變位置擴及腦部額葉等區域轉為情緒精神障礙。病徵有性情固執、焦躁易怒、翻白眼、罵髒話、狂叫、狗吠聲、自傷行為、破壞行為、吐人口水、過動、強迫症、憂鬱症等。由於情緒煩躁，有時會和同學或家人起衝突。

在中醫辨證方面，妥瑞症候群患者大部分屬於熱症或虛熱症，少部分兼有體虛、骨質發育遲緩，治療可用清熱熄風藥，例如柴胡疏肝湯、小柴胡湯、鎮肝熄風湯、知柏地黃丸、柴胡龍牡湯，或以重鎮理氣藥為主，例如安宮牛黃丸、紫雪丹、至寶丹、礞石滾痰丸、建瓴湯等。虛證者加入人參、白朮，躁狂熱盛者加入黃連、石膏、大黃等清熱瀉下藥。

病人在生活上的調理要注意少喝咖啡、茶、酒等興奮性飲料，避免寒涼、油膩食品，以免損傷脾胃；多運動，多曬陽光，多食含蛋白質食物、豬肝、蛋、堅果類食物。穩定情緒，不要過度勞累，避免精神緊張，儘可能幫助小孩子在短期內恢復健康。

（本文作者為台北縣三重市林寶華中醫診所院長）

（附錄三）中醫治療腦神經精神障礙教學講義 ▶ 231

中醫治療腦神經精神障礙教學講義

妥瑞氏症亞斯伯格症強迫症巴金森氏症等腦神經精神障礙的中醫治療

林寶華

新北市中醫師公會名譽理事長

中西結合神經醫學會常務監事

遼寧中醫藥大學內科博士

新北市林寶華中醫診所

1

【單元一】 妥瑞氏症

這是腦病！

十多年來，我診治過的TIC(疑似妥瑞氏症)病人已一千七百病人，只要病人願治療，中藥的效果確是良好。

~中醫藥可獨力治療妥瑞氏症。

~病人曾長期服過量精神科西藥的副作用，中醫藥可善後處理。

~中醫治療妥瑞氏症具長期安全性和有效性。

~有故無殞：長期服中藥未傷害發育。

~標本兼治：中醫療癒妥瑞氏症，停藥而身心健康。

2

中醫治療常見的腦神經精神障礙病人
(一)單一病(症候群)：

1. 抽動症（Tics，含妥瑞氏症 Tourette syndrome，多發性抽動－穢語綜合征)：
2. 自閉症(Autism，亞斯伯格症Asperger syndrome))：
3. 強迫症（Obsessive compulsive disorder，OCD）：
4. 注意力不集中　或/和過動症(Attention Deficit Hyperactivity Disorder, ADHD)：
5. 其它(憂鬱症、肌張力異常、情緒心理障礙、…)：

③

(二)併發多症：
~重度病情者常併發多症，治療較困難~

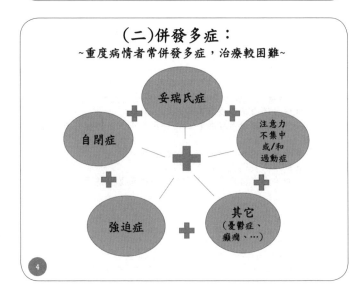

④

TIC 症候群

妥瑞氏症候群(Tourette syndrome)宜解釋為兩個層面：

1. 抽動(Tic)表現在病人身體不同部位、不同症狀、許多症狀、更換症狀、斷續症狀；

2. 病人腦內腦神經傳導異常導致併發不同的腦神經精神障礙，例如病人罹患一項或併發數項疾病，妥瑞氏症、自閉症、亞斯柏格症、強迫症、肌張力異常、注意力缺陷、腦瘤術後、過動症、心理情緒障礙、躁動、抑鬱、…；

5

額葉功能障礙

《大腦總指揮》－俄裔美籍腦神經科醫師 Elkhonon Goldberg 著作，洪蘭教授翻譯，書中三分之一篇幅提及妥瑞氏症：

(1)額葉範圍大，最晚演化，重要性高：
額葉是神經系統中最晚演化完成的部分，只有人類的大腦發展出這麼大的額葉(大猿也有一些)；有趣的是，它也是最後一個被認為是重要的大腦部分。

(2)額葉症候群：
額葉與大腦其他地方都有密切聯結，其他地方的病變（甚至皮質下的病變）會引起額葉功能的缺失。因此，巴金森氏症（Parkinson's disease）、妥瑞氏症（Tourette's syndrome）、注意力缺失過動症（attention deficit hyperactivity disorder, ADHD）、強迫症（obsessive-compulsive, OCD）、自閉症或慢性精神分裂症都可以透過額葉的功能來了解它們各自缺失的原因。

(3)妥瑞氏症的病因是，額葉對尾狀核的控制力減弱，於是發作許多奇怪的行為，這些行為與額葉症候群十分相似。

6

妥瑞氏症狀影片

(一)妥瑞氏症病人常見的抽動聲語- 美國妥瑞氏症協會)
　　You Tube影片：《 Inspirational Tourette's Syndrome
　　Sufferers 1: Kids with TS. 》
(二)幾個妥瑞氏症年輕人的聲語、穢語、模仿尾語、躁動、食入
　　而吐、……。
　　You Tube影片：《 Real life Tourettes guy 》
(三)妥瑞症腦手術控制(美國成年妥瑞症病人深層腦部刺激術DBS
　　，晶片控制- 2007年7月)
　　You Tube影片：《 Tourette's Syndrome, Surgery 》
(四)妥瑞症腦手術控制(澳洲16歲妥瑞症少女，自傷傷人、砸物狂
　　叫。澳洲第一個腦手術控制-2008年9月)
　　(1)You Tube影片：《Bianca Saez Out of Control -60
　　Minutes》
　　(2)網站報紙：《Surgery helps Coast girl beat
　　Tourette's》

7

妥瑞氏症演員勵志電影

　【叫我第一名】電影
　You Tube影片：《Front of the Class》
　~導演： Peter Werner
　~演員： James Wolk (Brad Cohen)… 。
　~描述妥瑞氏症學童辛苦求學求職成功的美國2008勵志電
　　影：
　　　『本片根據真人真事改編，敘述患有妥瑞氏症的男孩布
　　萊德（Brad Cohen)克服障礙，努力成為老師的故事。
　　布萊德在被診斷出罹患妥瑞氏症前，因常發作不自主的
　　運動型抽動(Motor tics)或發聲型抽動(Vocal tics)，
　　而遭師長誤解，更被同學捉弄、排擠。幸而校長及時發
　　現他的異常，向全校說明，讓大家了解並接受他；而此
　　事也啟發他立志長大後要當老師的夢想… 。』

8

妥瑞氏症狀

1. 運動型抽動（Motor tics）：
妥瑞氏症病人的神經動作障礙，為無意義的單一種症狀或併發
數種症狀，常見症狀如「頻眨眼、皺額、咬唇、露齒、縮鼻、
搖頭、點頭、甩頭、晃頭、快速將手指插入鼻孔、聳肩、反覆
咳聲、清嗓聲、打嗝、手抖、腳抖、足軟走路如欲傾倒、挺腹
吸氣、扭腹」等。
2. 情緒精神和認知障礙：
病人有「認知功能的缺失」，依據神經影像學研究，可能是額
葉和基底核的聯繫出現問題，導致無意義的單一種症狀或併發
數種症狀，如「翻白眼、怪相、吐舌、咬舌、吐痰、噴口水、
地上翻滾、撞頭、打頭、敲桌子、自傷、傷人、砸物、模仿、
咬衣服、手摸物品再快速近鼻聞嗅之、…」
3. 穢語、聲語症（Vocal tics）：
狂叫、狗吠聲、鳥叫聲、鴨叫聲、單字、詞等。

9

4. 反社會心態：
妥瑞氏症病人可能有嚴重的反社會心態或行為，如「暴躁易怒、
躁動、頂嘴、謾罵」等。
5. 病人在社會的生活困難程度增加：
病人因承受抽動症狀造成的各種壓力，所導致的整體障礙程度，
包括病人在自尊心、家庭生活、社會關係，及在學校或工作等
方面出現的生活困難程度會增加。
6. 妥瑞氏症病人可有併發症：
(1)妥瑞氏症病人若併有他症，常使病情更加嚴重複雜。例如
合併強迫症、自閉症、憂鬱症、威爾森氏症（肝病和腦病）等。
(2)妥瑞氏症也常有注意力不集中、躁動不安、鼻炎、口腔黏
膜潰破、幻覺、睡夢遊、頻尿、尿床、頸椎滑脫移位、傷害自
己、反社會行為等病狀。

10

7. 專家說明妥瑞氏症狀複雜：
美國耶魯大學（Yale University）兒童研究中心JF Leckman
和DJ Cohen教授曾撰文指出，目前用來診斷妥瑞氏症的條件
是歷經時間和研究的產物，但卻常常無法涵蓋病症的全貌。原
因之一，是妥瑞氏症之嚴重性和機能障礙，可以從微乎其微，
到幾近失能的超大範圍；原因之二，是與妥瑞氏症並存，或
衍生出來的其他精神行為異常。
8. 中醫典籍早有妥瑞氏症：
三百年前中醫《醫宗金鑑‧幼科雜病心法》已有妥瑞氏症狀的
清晰描述：
「驚風八候，搐、搦、掣、顫、反、引、竄、視。搐謂肘臂
伸縮，搦謂十指開合，掣謂肩頭相撲，顫謂手足動搖，反謂
身仰向後，引者手若開弓，竄則目直而似怒，視則睛露而不
活。此候急驚、慢驚皆見之，虛實無所異焉，治者宜切記
之。」

中醫論妥瑞氏症病因

（一）腦主神明
（摘自中國中醫科學院陳士奎教授撰「關於心主神明與腦主
神明的討論」）
（1）"神"是腦的功能表現：
《素問‧八正神明論篇》曰："請言神，神乎神，耳不聞，
目明心開而志先，慧然獨悟，口弗能言，俱視獨見，適若昏，
昭然獨明，若風吹雲，故曰神。"；"神"是指人的精神、
意識、思維、智慧、知覺、情志、心理、行為、運動等生命
活動及其表現。
（2）腦位於頭顱之中：
《靈樞‧海論》載"腦為髓之海，其輸上在於其蓋，下在風
府。"

(3)腦的生成與發育：
《靈樞·經脈》曰："人始生，先成精，精成而腦髓生"；
《靈樞·五癃津液別》曰："五穀之津液和合而為膏者，內滲於骨空，補益腦髓，而下流于陰股。"《靈樞·大惑論》曰："五藏六府之精氣，皆上注於目而為之精。…裏擷筋骨血氣之精而與脈並為系，上屬於腦，後出於項中。"
(4)腦與視覺、行為、語言、精神等有關：
《素問·脈要精微論》曰："頭者，精明之府"；"夫精明者，所以視萬物，別黑白，審長短。…衣被不斂，言語善惡，不避親踈者，此神明之亂也。…頭者，精明之府，頭傾視深，精神將奪矣。"
由上文意旨可知，數千年前中醫《內經》已知，人的視覺、精神、語言、行為等與腦功能密切相關。

13

(二)內因外因不內外因致腦病
1.火邪引起神經精神疾病：
黃帝內經素問至真要大論第七十四，帝曰：「願聞病機何如？」歧伯曰：「……諸熱瞀瘛，皆屬於火；諸禁鼓慄，如喪神守，皆屬於火；諸逆沖上，皆屬於火；諸躁狂越，皆屬於火。」
2.心熱肝盛而觸驚受風：
醫宗金鑑描述「心藏神，心病故主驚也。肝屬木，肝病故主風也。若心熱肝盛而觸驚受風，則風火相搏，必作驚風之症。」
3.諸風掉眩，皆屬於肝：
妥瑞氏症候群大約介於中醫二千年前所描述的驚風、肝風與癇證症狀，且與癲、狂、瘂部分症狀類似。抽動屬風，多因七情失調，飲食不節，或先天因素而造成氣機逆亂，痰濁阻滯，肝風夾痰，筋脈失展所致。古籍素問有「諸風掉眩，皆屬於肝」之訓，中醫常將此病機歸類為「肝風」範疇，都是屬於腦部的疾病。

14

4. 氣滯風邪痰飲和先天因素：

近代中國中醫學者將妥瑞氏症候群的病因歸納為，

(1)氣滯：幼兒性情固執，以致木失條達，氣機不暢，鬱結不展，久而化火生風，出現肢體抽動。

(2)風邪：五志化火或六淫引發以致風陽暴張，出現不自主動作，頻繁有力。或抽動日久，陰血內耗，水不涵木，致陰虛風動，筋脈攣急。

(3)痰飲：素體較胖或喜食肥甘而生痰，痰火上擾，矇蔽清竅故出現肢體搖動。

(4)先天因素：懷孕期間母受驚恐或情志失調，或因產傷導致胎兒受傷。

5. 火旺陰虛：

部分學者認為本病是由於肝、心、腎三臟功能失調，常表現為火旺陰虛。風、火、痰、濕聚於體內雜合為病，其特點是病情複雜，往往是三臟合病，虛實並見，且證候時輕時重，變化多端。在治療上以清肝瀉火、熄風鎮驚、清火滌痰、平肝安神來治療本病。

6. 病位在腦，與肝、脾、腎三臟功能失調密切相關。

傳統中醫也可歸納其病因為 –

風：(肝亢風動、陰虛風動)。

火：(痰火擾神)。

痰、濕：(脾虛肝旺)。

西醫期刊研究妥瑞氏症

1. 腦部額葉-紋狀體神經迴路(frontostriatal circuit, 大腦額回環)在妥瑞氏症病人受到干擾：
【大腦的表面凹凸不平，凸起的稱為腦回，凹下的依其深度稱為溝或裂】
2007年美國Marsh等學者(Columbia University and the New York State Psychiatric Institute)提出論文：「A Developmental fMRI Study of Self-Regulatory Control in Tourette's Syndrome」，認為神經自我調節被干擾時，神經會藉由動作及發聲的方式，釋放這樣的干擾；結果這種釋放方式，成為妥瑞氏症症狀。所以改善妥瑞氏症就是要減少自我調節系統所受到的干擾。觀察功能性磁振造影（functional magnetic resonance imaging, fMRI）腦中血氧濃度的變化，來代表神經活性的大小。但也發現有些腦區是應該在行為測驗時減少活性，卻在年紀大的情況下，無法減低活性。這論文的結論是：frontostriatal circuits和自我調節有相關，這些神經路徑在妥瑞氏症病人卻受到干擾。

17

2. 妥瑞氏症是多巴胺功能不平衡所致，可能導因於多巴胺過多或過少：
2004年美國Hershey等學者(The Departments of Psychiatry, Neurology, Radiology, and Anatomy and Neurobiology, Washington University School of Medicine, and theDepartment of Psychology, Washington University, St. Louis, Missouri.)提出論文：「Cognitive-Pharmacologic FunctionalMagnetic Resonance Imaging in Tourette Syndrome: A Pilot Study.」，曾研究多巴胺的致效劑或拮抗劑對妥瑞氏症病人的影響。在妥瑞氏症病人做行為測試前先注射L-dopa，並輔以fMRI。發現有四個腦區域在行為測試時，會隨著給予的L-dopa劑量多少而有不同的效果。結論是：妥瑞氏症是多巴胺的不平衡所導致，而這種不平衡有可能是多巴胺過多或過少，都能導致妥瑞氏症。

18

妥瑞氏症的西醫治療

(一)西醫內科藥物治療妥瑞氏症效果不穩定

1. 理論上用於治療Tic症狀的藥物分為：

(1)抗血壓劑如Clonidine(Catapres)。

(2)三環抗憂鬱劑如Tenwx、Desipramine、nortiptylinee、imipramine、amitriptyline。

(3)選擇性血清素再吸收抑制劑如Luvox、Prozac。

(4)抗精神藥物如haloperidol(Haldol)、pimozide(Orap)、Risperidone。

2. 臨床上，西醫治療單純性抽搐，苯二氮類藥物可能有效；對單純合併複雜的抽搐，可樂定(Clonidine)0.1-0.6mg/d口服在某些病例中有效，可樂定長期使用不會引起遲發性動作困難綜合征，但會引起血壓過低的不良反應，使其應用受到限制。中效苯二氮類藥物（如勞拉西洋0.5-2.5mg 口服，每日3-4次）也可作為輔助治療；對比較嚴重的病例可能需要應用抗精神病的藥物，例如氟派啶醇(Haloperidol)0.5-40mg/d口服，或派迷清(Pimozide)1-10mg/d口服，其不良反應如情緒煩躁、巴金森症候群、靜坐不能，致可能限制其臨床應用。

19

(二)西醫外科手術控制妥瑞氏症病情嚴重者

妥瑞氏症病人若扭傷頸椎神經，傷害椎間盤，須由神經外科治療；抽動嚴重的妥瑞氏症病人，神經外科採深層腦部刺激術（Deep Brain Stimulation，DBS）控制病情。

(三)多達60％以上的妥瑞氏症病人在成年後未癒

妥瑞氏症包括動作tics 和聲音tics，多數tic於十歲左右達到巔峰，到十九、二十歲時減輕許多。根據西醫的統計，在20歲前有三分之一的病人完全擺脫Tics，有三分之一病人的症狀會減輕，另三分之一的病人在成年後仍有症狀。

(四)病情嚴重的妥瑞氏症可轉為長期精神病患

妥瑞氏症病人所出現的運動型、發聲型抽動、精神認知障礙，病因都是腦神經功能障礙。腦部是人類管理軀體的指揮中樞，近百年來的西藥療效仍不穩定，部分病人有效，許多病人沒有療效，且病情嚴重的妥瑞氏症病人可能會轉為精神情緒障礙。

20

(五)西醫承認妥瑞氏症很難治療和控制：
(1)西醫處理癌症、高血壓、糖尿病、巴金森氏症、…等難症，認為雖不能治癒，但可控制病情，減緩惡化。百年來卻稱妥瑞氏症沒有可靠療效，西藥控制症狀也不理想；
(2)病情嚴重者由神經外科採深層腦部刺激術（Deep Brain Stimulation，DBS）控制病情；主要是兼有強迫症者：
1970年代西醫就採腦外科手術控制，
1980年代做扣帶回切開術+丘腦下纖維切斷術，
1990年代行精神外科手術(包括邊緣系統白質切開術、扣帶回切開術)。
(六)西藥治療妥瑞氏症的臨床困境
目前西藥治療妥瑞氏症的初期可能有效降低症狀，時日稍長，病狀卻突然嚴重；或是，患者以為病況穩定而自行減藥、停藥，病情也轉嚴重；於是病重則藥增、藥重而病更增，陷入惡性循環的窘境。

(七)社會關懷- 妥瑞氏症協會：
各國熱心人士成立妥瑞氏症協會，支援醫學研究，輔導協助病人和家屬：
(1)台灣妥瑞氏症協會，2002年成立。
(2)美國妥瑞氏症協會，1972年成立。
(3)加拿大妥瑞氏症協會，1976年成立。
(4)英國妥瑞氏症協會，1980年成立。
(5)澳洲妥瑞氏症協會，1989年成立。

西藥控制疾病的方向可供中醫治療參考

多巴胺藥物左右著你的精氣神
《Dopamine-related Drugs Affect Reward-seeking Behavior》
/ Date: April 30, 2007.　Source: American Academy of Neurology

第59屆美國神經學會裡有篇研究指出，調節腦內多巴胺的相關藥物大大地影響人們對輸贏的反應。

* 研究者首開先例地評估多巴胺藥物能對紋狀體（striatum，腦內會受酬賞刺激的部份）造成多大的影響。這份在倫敦偉康多斯特神經掃描中心進行的研究，將募集到的39位介於18到39歲且身體健康的受試者份成為三組。
* 一組給予Levodopa，增加多巴胺腦中濃度，另一組給予Haloperidol，多巴胺接受阻斷劑，第三組則給予安慰劑。研究發現服用Levodopa的受試者中有九成五的人比服用Haloperidol的人更傾向於選擇會帶來高獎金的符號。最後，Levodopa組贏得了較多的的獎金，但輸的錢並沒有比較少。
* 這樣的發現或許可以讓我們對多巴胺藥物的副作用、巴金森氏症以及精神分裂症有更多的了解。「研究結果也許能解釋為何降低多巴胺會導致巴金森氏症患者凡事缺乏動力，以及為何這群人在進行多巴胺替代療法後會出現諸如暴食和沉迷賭博等衝動行為。」

23

妥瑞氏症的徬徨西藥

建議避免增加多巴胺：因「躁動」≠「過動症」。有些妥瑞氏症病人服增加Dopamine的西藥，病情增加：

* 台灣：少數台灣醫生治療妥瑞氏症病人併給巴金森氏症藥、ADHD藥，病情常如拔河拉鋸。
* 美國醫生：2010年11月一個菲律賓籍8歲病人來台灣服中藥11個月後，家長經商，隨父母去美國看病，美國醫生給Ritalin，病人服藥後的晚上煩躁跑跳睡不著，家長立即停藥，續服中藥。
* 加拿大醫生：一個加拿大國醫生治療13歲台灣籍妥瑞氏症病人頻繁聲語叫聲、抽動，給服ABILIFY 連續4年，病狀漸增，躁動，近兩個月增加 Dexedrine spansule （ADHD 的興奮劑，中期效），病狀不減。2015年3月父親帶兒子回台灣，請中醫治療。
* 疫苗注射過量，可能增加少數妥瑞氏症病人的Tics。
* 感冒鼻藥過量，可能增加少數妥瑞氏症病人的Tics。

24

妥瑞氏症該注意的觀念
~西醫專家關懷~

妥瑞氏症西醫專家王煇雄、郭夢菲教授在大作《超越又抖又叫妥瑞症》提醒：

~『妥瑞症的其他主角－ 過動、強迫、自殘、情障、學障、…。

妥瑞症患者除了…動作及聲語型的Tic之外，也可能有以下一項或多項的狀況並存，包括：易分心、專心度不足、過度活動、強迫症、自我傷害行為、學習困難、睡眠異常、自閉、情緒異常或其他非情緒方面的問題；但是大多數妥瑞症患者不見得會有這些並存的問題，或只有合併其中一些輕微症狀。』(P.049)

~『問題1：妥瑞症是一種心理疾病？
答案：不對。
說明：雖然為了對付妥瑞症的症狀，或是因而受到不公平的對待，都可能導致情緒上的困擾，妥瑞症其實是一種中樞神經系統具生物學理基礎的異常。
雖然強迫症和專心不足過動異常常是本症附加的問題，那些問題也是各具生物學理基礎的異常，而且三者非常雷同，甚至可能是一體的多面表現。』(P.221)

~『問題12：所有妥瑞兒長大成人後都會脫離它的陰影？
答案：不對。
說明：過去認定大概三分的機會吧，成年後三分之一的人繼續保有妥瑞症所有症狀，三分之一症狀明顯減輕，剩下三分之一則很幸運地可能在20歲之前就完全擺脫了Tic。』(P.226)

~『問題19：人們不會因他(她)的動作上的Tic而受傷？

答案：不對。

說明：嚴重的扭動脖子會引發肌肉疼痛和頸部痙攣、頸椎間盤脫出，以及極少見的造成脊椎或頸動脈破裂而導致中風，或脊髓受傷而四肢癱瘓；手或腳抖動Tic也可傷及肌肉，不過絕大多數的妥瑞人是不會有這般嚴重的遭遇。倒是部分妥瑞症患者有自殘的行為，包括：啃指甲、捏自己、咬嘴唇、挖指甲挖到流血及敲頭等。』

（P.229）

27

孫悟空 ～ 六百年前就有嚴重妥瑞氏症病人？

- 中國甘肅省「敦煌石窟」有玄奘取經壁畫，大約作於西夏（1038-1227年）初年；已出現持棒猴行者形象。
- 南宋（1127-1279年）刊印的話本《大唐三藏取經詩話》，已經有猴行者化作白衣秀士。
- 孫悟空被創作者擬人化為妥瑞氏症患者？也許是元代與明代的政治黑暗，西遊記作者吳承恩（1504－1582年）遂賦予孫悟空妥瑞症的英雄姿態。可推測為：六百年前中國就有此病，比《醫宗金鑑》(1742年)記載「驚風八候」更早。
- 台灣大學音樂學研究所蔡振家教授著作《另類閱聽》- 表演藝術中的大腦疾病與音聲異常，也同意孫悟空的「念訣、攢拳、抖身、翻觔斗、豎蜻蜓、頭痛、拔毛、動作模仿、…」可屬妥瑞氏症。
- …《彈塗魚之舞》

28

念訣、攢拳、抖身、翻觔斗、豎蜻蜓

- /七月 28, 2011 作者：tsaichengia
- 中央日報網路報新書發表/科普研習：腦的教學與教學的腦
- 林寶華醫師在《天使的鬼臉——妥瑞氏症的中醫治療》中指出，孫悟空曾經罹患嚴重的妥瑞症。如此以假當真的隔空診斷，在《張天鈞的名畫診療室》、《另類閱聽》中也可見到，但林醫師在書中詳述了罹患嚴重妥瑞症的真實病例，對照閱讀，足以發人深省。
  孫悟空頭戴金箍，唐僧念咒時會讓他頭痛不已，咒語停止時馬上恢復正常；有不少人認為，《西遊記》的創作者可能有頭痛的毛病，所以把這個症狀寫進小說。不過，我看了《天使的鬼臉》之後才知道，有少數的妥瑞症患者也有頭痛的問題，極少數患者甚至會戴上頭箍！

29

妥瑞氏症的古代中醫辨證

（一）病機：
黃帝內經素問・至真要大論篇，帝曰：「願聞病機何如？」歧伯曰：
「諸熱瞀瘛，皆屬於火。」、
「諸禁鼓慄，如喪神守，皆屬於火。」、
「諸逆衝上，皆屬於火。」、
「諸躁狂越，皆屬於火。」、
「諸病有聲，鼓之如鼓，皆屬於熱。」

（二）妥瑞氏症以熱證居多：
妥瑞氏症可歸類為中醫的「驚風」證候，在中醫辨證方面，妥瑞氏症患者大部份屬於熱證，少部份有虛熱現象，嚴重患者常是陽亢躁狂症候。不少患者伴有精神、情緒要素而肝氣鬱結，出現抑鬱感、焦躁、易怒、躁動等症候。

30

妥瑞氏症的現代中醫辨證

(一)現代中醫專家辨證分型
1. 妥瑞氏症在古代中醫是屬於「驚風症」、「瘛風」、「筋惕肉瞤」、「肝風」、「瘛瘲」、「慢驚」的範疇。但是有些患者的病情卻比「急驚」症狀嚴重、時間比「慢驚」漫長。
2. 1996年，北京中醫藥大學附屬東直門醫院兒科劉弼臣、王俊宏、陳丹、王洪玲醫師表示：「中醫對本病的辨證分型尚無統一標準。我們將本病分為肝亢風動、痰火擾神、脾虛肝亢、陰虛風動四型。」
3. 1999年，孫怡、楊任民等中國學者編著《實用中西醫結合神經病學》將妥瑞氏症分為肝氣鬱結、肝風內動、痰火擾神、陰虛風動四型。
4. 2004年，汪受傳主編中國《新世紀全國高等中醫藥院校七年制規劃教材- 中醫兒科學》，將妥瑞氏症分為氣鬱化火、脾虛痰聚、陰虛風動三型。

31

(二)中西醫缺乏大規模妥瑞氏症病人長期療效評估論文
台灣，健保局中區分局曾委請名中醫師十多人，組成中醫證據醫學專案小組，蒐集分析大陸、台灣中醫治療妥瑞氏症的成效；在2006年發表「妥瑞氏症(Tourette's syndrome)中醫療法之探討」。結論：
「…文獻中雖然記載中藥療效優於西藥且副作用低於西藥，但除個別文獻外，多數評定臨床療效的標準不客觀、觀察療效持續時間較短，因此尚難以評定中藥的確切療效。」
(三)中醫治療妥瑞氏症的理論基礎
妥瑞氏症是腦神經、精神障礙疾病，傳統中醫歸為火邪、心熱肝盛致病，現代學者分析為肝風陽亢、腎陰虧損、痰火擾神等引起。因此治療此病，主方可用清熱滋陰、鎮肝熄風療法為原則。

32

西醫將妥瑞氏症狀量化評估

(一)耶魯綜合抽動嚴重程度量表結構
1. 美國耶魯大學的Yale Child Study Center擬訂「耶魯綜合抽動嚴重程度量表」（Yale Global Tic Severity Scale，YGTSS, 1992版），通過一系列量綱（如數量、頻度、強度、複雜性、干擾），以評估抽動症狀整體的嚴重程度。
2. YGTSS由三個部分組成，第一、二部分是關於運動抽動(Motor Tic)和發聲抽動(Phonic Tics、Vocal Tics)的問診條目（checklist），它包括了運動抽動和發聲抽動的主要累及部位和發作方式，便於醫生以此為線索系統詢問和記錄抽動的形式和種類。
3. 此表是在數量(NUMBER)、頻度(FREQUENCY)、強度(INTENSITY)、複雜性(COMPLEXITY)和干擾(INTERFERENCE)這五個嚴重度的抽動症狀嚴重程度的評定計分表，制定了各自的分級評分標準，分別依據病兒運動抽動和(或)發聲抽動有上述五個維度的嚴重程度作0～5六級評分；則運動抽動和發聲抽動分別的計分最高可達25分，二者相加所得的抽動總計分最高為50分，以反應運動和發聲抽動症狀本身的嚴重程度。

33

4. 第三部分是總體損害量表(IMPAIRMENT)，也作0～5六級評分，總分是50分，反映患者因承受抽動症狀造成的各種壓力導致的整體障礙程度，綜合病兒在自尊心、家庭生活、社會關係及在學校或工作中的表現等方面出現的與抽動伴隨的困難程度加以計分。

七(一)4表　　SCORING
摘自Yale Global Tic Severity Scale (Yale Child Study Center -1992)

	Number (0-5)	Frequency (0-5)	Intensity (0-5)	Complexity (0-5)	Interference (0-5)	Total (0-25)
Motor Tic Severity						(0-25)
Vocal Tic Severity						(0-25)
Total Tic Severity Score = Motor Tic Severity + Vocal Tic Severity						(0-50)
Total Yale Global Tic Severity Scale Score (Total Tic Severity Score + Impairment)						(0-100)

34

(二)耶魯抽動症整體嚴重程度（YGTSS）判斷和療效評定
1. YGTSS整體嚴重程度判斷評分為三級：
(1)輕度：＜25分。(2)中度：25~50分。(3)重度：＞50分。
2. YGTSS療效評定：
臨床總療效按完全緩解、顯效、有效、無效四級評定。
療效減分率＝1－（療後評分／療前評分×100%）。
(1)痊癒：完全緩解，症狀消失，減分率≧95.00%。
(2)顯效：症狀大部消失，減分率≧66%,＜95%。
(3)有效：症狀減輕，減分率≧33%,＜66%。
(4)無效：症狀無變化，減分率＜33%。
(5)總有效率：（完全緩解數+顯效數+有效數）*100%。
(三)精神情緒認知障礙的傷害更大：
　　妥瑞氏症病人的總體損害量表（IMPAIRMENT），大部分是屬於
精神情緒認知障礙；從總體損害量表佔耶魯綜合抽動嚴重程度
量表高達50%,可瞭解精神情緒認知障礙對妥瑞氏症病人的傷
害更大，也是病情嚴重者難以治療的重要原因。

35

妥瑞氏症的臨床簡易判斷

病人有不自主的動作和(或)聲音：
- X(診斷不是)癲癇
- X(診斷不是)杭廷頓舞蹈症
- X(診斷不是)小舞蹈症
- X(診斷不是)強迫症
- X(診斷不是)威爾森氏症
- X(診斷不是)自閉症
- X(診斷不是)注意力缺陷過動症ADHD)
- X(診斷不是)腦瘤術後
- X(診斷不是)肌張力不全
- X(診斷不是)巴金森氏症
- X(診斷不是)肌躍症
- X(診斷不是)異動症
- X(診斷不是)藥物副作用
- X(診斷不是)重金屬中毒
- X(診斷不是)其他…

- O則，疑似：妥瑞氏症

林寶華醫師治療妥瑞氏症經驗

(一)投稿聯合報2004.10.14《怪動作頻繁 不是小孩頑皮》
(二)2006年林寶華醫師發表中醫治療妥瑞氏症專書「天使的鬼臉--妥瑞氏症的中醫治療」：記載約二十例嚴重妥瑞氏症病人，患病數月或數年，服西藥控制數月或數年，或休學或住院；經中醫治療後，病情大幅降低或痊癒；那些病人大多是曾經國內神經科醫師、精神科醫師治療或住院的病患。
(三)2006年9月24日演講「妥瑞氏症335例之中醫診治心得」：有三個電視台在當天，七家報紙在次日報導林寶華醫師治療妥瑞氏症有效。
(四)2012年11月11日朱立倫市長頒發《新北市第1屆醫療公益獎-教育研究獎》。

Chinese medicine may aid Tourette's Patients

／ TAIPEI TIMES By Flora Wang ／ STAFF REPORTER…Mon, Sep 25, 2006

『 BAD SIDE EFFECTS A practitioner執業醫生 said that Western medicine usually tries to 'besiege 圍困, tranquilize鎮定 and obstruct' 堵塞 the symptoms, but this can lead引導 to even more complications併發症… 』

- 台灣的 TAIPEI TIMES 在Sep 25, 2006報導中醫治療妥瑞氏症有效，美國某大學醫學中心教授當天就撰文要求中藥要有 safety and efficacy。
- 疑問：這位美國醫學教授知道妥瑞氏症西藥的療效差？又不安全？

美國某大學醫學中心教授對台灣中醫治療妥瑞氏症當天撰文關心安全性有效性- Sep. 25, 2006

Today's story comes from the Taipei Times, and is titled, "Chinese Medicine May Aid Tourette's Patients".

The headline caption opens "Bad Side Effects: A practitioner said that Western medicine usually tries to 'besiege, tranquilize and obstruct' the symptoms, but this can lead to even more complications". The brief article addresses a presentation by a child neurologist in Taipei at an undisclosed conference who reports having treated hundreds of patients with Tourette syndrome using Chinese herbs. It's reported that the neurologist notes symptoms in Tourette syndrome may include cursing and, in extreme cases, suicide. The article also reports that the neurologist uses Chinese medicine because it is more natural than Western medicine, and therefore can be better absorbed by patients with neurological illness.

Perhaps for some medicines this is true. For others not. Arsenic砒霜 is very, very natural, as is yersinia pestis. The datura 曼陀羅花 plant (jimson weed) is stunningly beautiful -- I'm growing some on my patio. It's also a natural hallucinogen and often fatal. Natural does not imply safe or effective. On the flip side, there are very few well-designed randomized controlled trials investigating "Western" treatments for Tourette syndrome, and much about safety and efficacy is assumed, rather than proven.

Integrative Healthcare (aka "Complementary/Alternative") offers many useful opportunities in enhanced healthcare, but also poses some very serious risks (and threats, in my opinion) to sensible healthcare. How to help families? The resources below are useful in making informed, wise decisions regarding integrative healthcare options. Also, consider SAFETY and EFFICACY in any (Western or alternative alike) healthcare approach. If, based on what is known, it is safe and effective, then the approach should be reasonably considered. If not safe or effective, then discouraged.

39

妥瑞氏症中醫治療的報紙電視報導

媒體報導林寶華醫師中醫治療妥瑞氏症有效

1. 2006年1月演講「妥瑞氏症怪聲音中醫治療30例探討」，有三家報紙報導中醫療效。
   (1)自由時報-2006/01/09-驚風免驚 中藥可改善。
   (2)蘋果日報-2006/01/09-中醫師稱治癒妥瑞氏症。
   (3)台灣新生報-2006/01/09-中醫治妥瑞氏症安全有效。

2. 2006年9月24日演講「妥瑞氏症335例之中醫診治心得」，有三個電視台在當天，七家報紙在次日報導林寶華醫師治療妥瑞氏症有效。
   (1)中視新聞-2006/09/24-妥瑞氏症患者福音- 中醫師林寶華
   (2)華視新聞-2006/09/24-妥瑞氏症非罕病- 兒童慢性神經異常
   (3)大愛電視新聞-2006/09/24-中醫清熱新療法治療妥瑞氏症
   (4)聯合報-2006/09/25-半數妥瑞氏症 青春期後痊癒
   (5)自由時報-2006/09/25-妥瑞氏症 中藥臨床治療見效
   (6)TAIPEI TIMES -2006/09/25- Chinese medicine may aid Tourette's patients.
   (7)民生報-2006/09/25-妥瑞氏症病童不再哭喊翻滾自傷了
   (8)中華日報-2006/09/25-妥瑞氏症用藥清熱解毒
   (9)蘋果日報-2006/09/25-中醫洩火可改善妥瑞氏症
   (10)台灣新生報-2006/09/25-妥瑞氏症非中邪 中藥調養可改善

40

中醫治療妥瑞氏症是標本兼治

- 中醫治療妥瑞氏症採標本兼治，動作抽動和發聲抽動都是「標」，病人的異常體質是「本」。

- 由觀察病情嚴重的「身熱喜涼、躁動、傷人、砸物、頭撞牆、謾罵、精力過人」，到病情較輕的「頻眨眼、努嘴、聳肩、點頭、翻白眼」，就容易發現，大多數妥瑞氏症病人腦神經傳導可屬「興奮」，中醫證候可屬「有餘」、「實證」、「熱症」；因此，治本選擇清熱滋陰療法，加入治標的藥物。

41

林寶華醫師2010年遼寧中醫藥大學博士研究論文摘要

《中醫藥治療妥瑞氏症的臨床研究 - 妥瑞氏症1,000病例的中醫治療分析》

- 本臨床病例採自2004年8月至2009年12月31日，在妥瑞氏症門診人數依序前1000人，其中男性829人，女性171人。
- 在中藥治療的過程，病人已長期服精神科西藥，且劑量較重者應避免突然停服西藥，以免損害健康。病人若以「階梯式遞減」方式戒停西藥者較具安全性。當病人在治療初期能安全地停服西藥雖然其症狀未減，這已顯示中藥有療效。
- 中醫學者對妥瑞氏症的辨證是眾說紛紜，筆者是分為肝陽上亢和陰虛風動兩型，但筆者認為治療病情嚴重的"肝陽上亢型"，常是接近「陽盛」、「陽越」、「熱毒內蘊」的治療方式。肝陽上亢型的主要方劑可用黃連解毒湯、建瓴湯等加減。陰虛風動型可採知柏地黃湯、建瓴湯加減；若病情兼臟躁症者宜加入甘麥大棗湯、半夏厚朴湯。在本臨床研究屬肝陽上亢型是712人，陰虛風動型是288人。

42

將1000病例排除併有舞蹈症、肝豆狀核變性、癲癇、腦腫瘤及其它錐體外系等中樞神經疾病患者16人；排除併有明顯強迫症、自閉症、憂鬱症等精神障礙者36人；剔除未服藥者2人（0.2%），服中藥不足30天有無療效皆歸為隨訪者有391人；剩餘參與療效分析之病人數為555人。臨床研究結果為：

1. 本臨床研究555人參與療效分析之性別分析：男性474人（85.4%），女性81人（14.6%）。

2. 本組病例以100天為一療程，最長治療10個療程。各療程間的療效無明顯差異，說明療效與療程無關。

3. 將病程在20年以內以5歲為一間隔進行分組，20歲以上以10歲為一間隔進行分組，組間療效無顯著差異，說明療效與病程無關。

4. 本組以發病年齡在7-12歲為高發，占60.36%，療效以0-7歲發病的患者組最好。

5. 本組病例經治療前後的YGTSS整體嚴重程度判斷評分，進行卡方檢驗，具有明顯的差異，說明中藥治療對抽動症有明顯的改善作用。

6. 本研究病例肝陽上亢型411例，陰虛風動型144例。中藥治療後肝陽上亢型改善率為93.43%，陰虛風動型為90.28%，兩組間沒有顯著差異，說明中藥對證治療是同樣可以改善妥瑞氏症的整體嚴重程度。

7. 妥瑞氏症抽動程度評估分為7種類型，中藥對這7種類型的療效有明顯的不同，主要效果依序為(A)對整體損害嚴重程度評判、(B)運動型抽動頻率、(C)運動型抽動對生活及行為、(D)運動型抽動複雜性及(E)運動型抽動強度有很好的療效。

8. 本臨床研究以YGTSS 評分為：
   (1)痊癒(減分率≧95%)：14人（2.5%）。
   (2)顯效(減分率≧66%, <95%)：331人（59.7%）。
   (3)有效(減分率≧33%, <66%)：195人（35.1%）。
   (4)無效(減分率<33%)：15人（2.7%）。
   (5)總有效例(率)（完全緩解數+顯效數+有效數）：540人（97.3%）。

結論：
本臨床研究得出以下結論：
1. 本臨床研究治療妥瑞氏症總有效率為97.3%，說明中藥可以有效治療妥瑞氏症。
2. 中藥的療效與療程無關。
3. 中藥的療效與病程無關。對任何病程的患者都是有效的。
4. 中藥的治療，發病年齡越小，療效越好。
5. 中藥治療對抽動症有明顯的改善作用。
6. 中藥對兩證型均有良好的治療作用。
7. 中藥治療對整體損害嚴重程度評判、運動型抽動頻率、運動型抽動對生活及行為、運動型抽動複雜性及運動型抽動強度有很好的療效。

45

結果與分析

- Yale Global Tic Severity Scale*Yale Child Study Center*

- 林寶華醫師治療妥瑞氏症依YGTSS耶魯抽動症整體嚴重程度量表評分記錄 – 2010年編

46

YGTSS耶魯大學抽動症整體嚴重程度量表
評分分類原則

1、
運動型抽動
數量：（0~5分）
頻率：（0~5分）
強度：（0~5分）
複雜性：（0~5分）
對生活及行為的影響程度：（0~5分）

2、
發聲型抽動
無發聲：0分
簡單發聲： 5分
簡單發聲：10分
複雜發聲A ：15分
複雜發聲B ：20分
複雜發聲C ：25分

3、
整體損害病人社會困難程度評判

無損害：0分
極輕度：10分
輕　　度：20分
中　　度：30分
重　　度：40分
極重度：50分

47

表4-3　1000病例性別和初發病年齡分析

初發病年齡	男	女	合計
0-2歲	21	6	27（2.7%）
3-4歲	84	15	99（9.9%）
5-6歲	217	57	274（27.4%）
7-8歲	233	44	277（27.7%）
9-10歲	172	21	193（19.3%）
11-12歲	61	10	71（7.1%）
13-14歲	24	9	33（3.3%）
15-16歲	9	3	12（1.2%）
17歲以上	8	6	14（1.4%）
合計	829（82.9%）	171（17.1%）	1000（100%）

48

表4-10　治療前後YGTSS整體嚴重程度判斷評分表

	輕度 （0-24分）	中度 （25-50分）	重度 （51-100分）
治療前	0 （0%）	55 （9.91%）	500 （90.09%）
治療後	408 （73.51%）	134 （24.14%）	13 （2.34%）

表5-2　1000病例性別和初診年齡組分析

初診年齡組	男	女	合計
0-6歲（幼圍）	96	30	126（12.6%）
7-12歲（小學）	487	97	584（58.4%）
13-18歲（中學）	159	22	181（18.1%）
19歲以上（成人）	87	22	109（10.9%）
合計	829（82.9%）	171（17.1%）	1000（100%）

表 5-4　1000 病例病程和性別分析

病程	男	女	合計
<1 年	170	58	228
1 年	108	25	133
2 年	135	19	154
3 年	86	21	107
4 年	77	10	87
5 年	60	8	68
6 年	53	5	58
7 年	23	3	26
8 年	16	3	19
9 年	14	1	15
10 年	8	4	12
11-15 年	32	4	36
16-20 年	21	4	25
21-30 年	20	5	25
31-40 年	3	1	4
44 年	1	0	1
50 年	1	0	1
63 年	1	0	1
合計	829	171	1000

表 5-5　臨床的病例分析

	(1)排除併舞蹈症、肝豆狀核變性、癲癇、腦瘤等。	(2)排除併有明顯強迫症、自閉症、憂鬱症等精神障礙者。	(3)剃除者	(4)隨訪者(服藥不足 30 天者)。	(5)本臨床研究參與療效分析之病人數。	(6)合計
病例數	16	36	2	391	555	1,000
病例比率	1.6%	3.6%	0.2%	39.1%	55.5%	100%

療效分析

1．總有效率

本臨床研究參與療效分析之性別分析：男性474人（85.4%），女性81人（14.6%）。總療效為97.29%（表5-6）。

表5-6　555例患者總療效表

療效等級	判定標準（減分率）	人 數	比 例（%）
痊癒	≧95%	14	2．52
顯效	≧66%，<95%	331	59.64
有效	≧33%，<66%	195	35.14
無效	<33%	15	2.70
合計	–	555	–
有效率			97．30

2．療程與療效

本組病例以100天為一療程，最長治療10個療程。各療程間的療效無明顯差異。說明療效與療程無關（表5-7）。

表5-7　療程療效分析表

療程（天）	痊癒	顯效	有效	無效	合計	有效率
<99	2	121	106	8	237	96.62%
<199	4	87	44	4	139	97.12%
<299	5	45	15	2	67	97.01%
<399	1	22	12	0	35	100.00%
<499	0	18	8	1	27	96.30%
<599	0	10	4	0	14	100.00%
<699	0	10	2	0	12	100.00%
<799	1	3	1	0	5	100.00%
<899	1	9	2	0	12	100.00%
<999	0	4	0	0	4	100.00%
<1099	0	0	1	0	1	100.00%
>1100	0	2	0	0	2	100.00%
合計	14	331	195	15	555	97.30%

3‧病程與療效
將病程在20年以內以5歲為一間隔進行分組，20歲以上以10
歲為一間隔進行分組，組間療效無顯著差異。說明療效與病
程無關（表5-8）。

表 5-8　病程療效分析表

病程(年)	痊癒	顯效	有效	無效	合計	有效率
<1	6	79	38	2	125	98.40%
<=5	8	192	102	11	313	96.49%
<=10	0	39	29	2	70	97.14%
<=15	0	7	14	0	21	100.00%
<=20	0	7	7	0	14	100.00%
<=30	0	5	5	0	10	100.00%
>31	0	2	0	0	2	100.00%
合計	14	331	195	15	555	97.30%

4‧發病年齡與療效
本組以發病年齡在7-12歲為高發，占60.36%，其次是13-18歲，
占18.02%。4個年齡組的療效明顯不同。療效以0-7歲發病的
患者組最好，為100%，與2-12歲、13-18歲組有明顯的區別
，雖然大於19歲的有效率也在100%，但其發病患者數量較
少，僅為9.55%。說明本病發病年齡越小，療效越好（表5-9
）。

表 5-9　初診年齡與療效分析表

初診年齡	痊癒	顯效	有效	無效	合計	有效率
0-7 歲	1	51	15	0	67	100.00%
7-12 歲	13	207	103	12	335	96.42%
13-18 歲	0	49	48	3	100	97.00%
>19 歲	0	24	29	0	53	100.00%
合計	14	331	195	15	555	97.30%

5・藥物對抽動症改善的影響

本組病例，經治療前後的YGTSS整體嚴重程度判斷評分，進行卡方檢驗，具有明顯的差異。說明中藥治療對抽動症有明顯的改善作用（表5-10）。

表5-10 治療前後YGTSS整體嚴重程度判斷評分表			
	輕度（0-24分）	中度（25-50分）	重度（51-100分）
治療前	0（0%）	55（9.91%）	500（90.09%）
治療後	408（73.51%）	134（24.14%）	13（2.34%）

57

6・中醫辨證與療效

本組病例肝陽上亢型411例，陰虛風動型144例。兩組間的療效無顯著差異（表5-11）。中藥對兩證型均有良好的治療作用，中藥治療後YGTSS改善率達92.61%，其中肝陽上亢型改善率為93.43%，陰虛風動型為90.28%，兩組間沒有顯著差異，說明中藥對證治療是同樣可以改善妥瑞氏證的整體嚴重程度（表5-12）。

表5-11 證型與療效分析表					
證型	痊癒	顯效	有效	無效	合計	有效率
肝陽上亢	10	240	148	13	411	96.84%
陰虛風動	4	91	47	2	144	98.61%
合計	14	331	195	15	555	97.30%

表5-12 不同證型YGTSS整體嚴重程度改善狀況分析表			
證型	有效	無效	合計	改善率
肝陽上亢	384	27	411	93.43%
陰虛風動	130	14	144	90.28%
合計	514	41	555	92.61%

58

7・各種抽動類型的妥瑞氏症療效分析

妥瑞氏症抽動程度評估分為7種類型，中藥對這7種類型的療效有明顯的不同。主要效果依序為(1)對整體損害嚴重程度評判、(2)運動型抽動頻率、(3)運動型抽動對生活及行為、(4)運動型抽動複雜性及(5)運動型抽動強度有很好的療效（表5-13）。

表 5-13　各種抽動類型的妥瑞氏病療效分析

類型	>=95%	>=66%	>=33%	<33%	合計	有效率
運動型抽動數量	46	74	277	151	548	72.45%
運動型抽動頻率	46	41	418	11	516	97.87%
運動型抽動強度	46	41	417	44	548	91.97%
運動型抽動複雜性	45	35	425	43	548	92.15%
運動型抽動對生活及行為的影響程度	46	46	417	39	548	92.88%
發聲型抽動	173	64	33	107	377	71.62%
整體損害嚴重程度評判	267	214	63	11	555	98.02%

8. 不良反應評價和脫落情況

療效分析的555例妥瑞氏症病人，評價過程未發現不良反應和脫落病例。

林寶華醫師治療妥瑞氏症的參考證型與藥方

十(一)表　　　　　本臨床證型的治療法則、主要方劑、主要藥物組成

主要證型	治療法則	主要方劑	主要藥物組成	兼臟躁者加藥	備註
肝陽上亢	清熱解毒、鎮肝熄風	黃連解毒湯、建瓴湯加減。	黃芩、黃連、黃柏、梔子、懷牛膝、山藥、生龍骨、生牡蠣、柏子仁、代赭石、生地、赤芍、天麻、全蠍、蜈蚣。	(1)甘麥大棗湯。（生甘草、浮小麥、紅棗）(2)半夏厚朴湯。（薑半夏、厚朴、茯苓、炒蘇子）。	(1)依病情差異加減。(2)"梔子"可不加入，少數病人久服會臉變青色，而血檢正常。
陰虛風動	滋養肝陰、潛鎮風陽	知柏地黃湯、建瓴湯加減。	知母、黃柏、地黃、山茱萸、白茯苓、山藥、丹皮、澤瀉、生龍骨、生牡蠣、代赭石、白芍、天麻、全蠍、蜈蚣。		

61

錐體路徑與錐體外症候群

1. 錐體路徑（pyramidal tract）：

錐體路徑是一種大腦皮質及脊髓間大量聚集之軸突集結，大部份由運動神經之軸突組成，是控制人體運動動作方面的一組神經系統，包括有基底核（basal ganglia）、視丘下核（subthalamic nucleus）、黑質體（substantia nigra）、紅核（red nucleus）和腦幹網狀系統（brain stem reticular formation）。

62

2.錐體外症候群(Extrapyramidal symptoms，EPS)：

錐體外症候群是指一種控制運動之系統受到影響的一些症狀。

外錐體是協助錐體（pyramid system）運作的的副運動系統，當外錐體受到某些原因干擾，導致無法正常發揮作用時，身體的動作就會不靈活，肢體也會僵硬。

通常發生錐體外症候群的人不知道自己發生這些不正常運動現象，是由周遭的人從旁觀察才得知。例如因病服多巴胺拮抗製劑藥物，副作用引起的典型症狀有下列三種：

63

(a)急性肌張力不全（Acute dystonia）：

指肌肉持續性收縮造成姿勢僵硬的現象，通常局部發生在頸背部、四肢、眼部、喉部及舌頭的肌肉；比如眼球忽然上吊、歪斜，臉部突然扭曲歪嘴等。

(b)靜坐不能（Akathisia）：

指末梢運動無法停止的症狀，如身體震動，走來走去不停下來等。

(c)巴金森氏症候群（Parkinsonism）：

指因服用藥物而造成類似巴金森氏症病人的症狀，身體僵硬、運動徐緩、顫抖等現象。

64

中醫治病的理法方藥

- 中醫治病原理：在傳統中醫辨證論治，理、法、方、藥是環環扣緊，一氣貫通的。
- 「理」是帶頭，指導辨證。
- 「法」是理與方藥間的紐帶，有承上啟下的作用。掌握法便能執簡馭繁，舉一反三。
- 「方」有汗、吐、下、和、消、清、溫、補等。可擴展為祛風解表法、瀉下法、吐法、清熱解毒法、清營涼血法、溫裏法、和解法、芳香化濁法、祛風濕法、祛痰法、理氣開鬱法、消食導滯法、活血化瘀法、滲濕利水法、開竅法、安神養心法、鎮肝熄風法、補氣健脾法、養血法、補腎陽法、補陰法、止血法、固澀法、驅蟲法等。
- 「藥」是具體物質，是蟲魚鳥獸或花草木石等。

（摘自孫孝洪編著中醫治療學原理）

65

法重於藥

一、"法"（辨證）重於"藥"（藥物方劑）：

~先賢唐朝孫思邈（隋唐，581-682年）撰"備急千金要方"曾云：「世有愚者，讀方三年，便謂天下無病可治（強記許多藥物方劑）；及治病三年，乃知天下無方可用（混淆治療法則）；故學習者必須博極醫源（病因），精勤不倦，不得道聽途說，而言醫道已了，深自誤哉。」

~「辨證論治」，有餘者損之、不足者增之、雜亂者調和之、…；仍是中醫的治病大法。

~「無方可用」可解讀為：病人個別疾病不是古籍某一固有成方所能完整治療，醫者應自創處方。

二、辨明治療方向，才有信心決定適當的藥物和劑量：醫生應注意治療方向、君臣佐使，處方常是病輕藥輕，病重藥重；若病型交錯混雜，應擇定適當用藥比例。

三、有斯病，用斯藥：藥物是用於醫師治療辨證正確的「病人」，不是只考量「平人」的標準，更不是證候相反的病人。

66

病、症、證

- 病：疾病。是在病因作用下，所出現的若干特定異常表徵和各階段相應的身體功能障礙。

- 症：症狀。是病人感到的自身異常變化及醫生診察後判斷的疾病徵象。症是分析與判斷「病」、「證」的原始依據，主要包括症狀如頭痛、咳嗽、胸悶，和體徵如面色白、舌質紅、脈弦滑等。

- 證：證候、證型。傳統中醫診察疾病發生和演變過程中某階段本質的反映，以其相關症狀，不同程度地揭示疾病的病因、病機、病位、病性、病勢等，例如：寒證、熱證、虛證、實證、虛寒證、實熱證、寒多熱少證、寒少熱多證、真寒假熱證、真熱假寒證、虛實夾雜證等。

- 中醫辨證：是在中醫理論指導下，對臨床病情資料進行綜合分析。「辨證」是為「論治」提供依據的思維過程，即先認定屬於哪一「證型」，再決定治療的方向、方式。

67

神經性疾病的中醫辨證論治方向

- 神經系統疾病的發病原因複雜，症狀特殊，證候也較繁雜，故辨證須注意該病的特點。

- 中醫治療神經性疾病可結合八綱辨證、臟腑辨證、衛氣營血辨證、氣血津液辨證、六經辨證、三焦辨證等模式。

68

腦病證候的中醫處方參考

1. 肝陽上亢
主證：狂躁煩心，口燥咽乾，大熱錯語，鼻衄痤瘡。手足心熱、潮熱多汗、喜涼惡熱、急躁易怒。舌質紅，脈浮或浮弦有力。
治法：清熱解毒。
方藥：黃連解毒湯加減。

2. 腎陰虛虧
主證：腰膝痿軟、足軟無力、小便頻數或睡遺尿；自汗盜汗、頭暈身熱。尺脈虛大或兩尺脈旺。
治法：滋陰清熱。
方藥：知柏地黃湯加減。

3. 肝風內動
主證：「不自主動作」兼聲語症、幻覺、自傷、傷人者。
治法：重鎮熄風。
方藥：建瓴湯加減。（山藥、牛膝、生赭石、生龍骨、生牡礪、生地、生芍、柏子仁）

69

4. 氣虛血瘀
主證：「不自主動作」但臉色恍白、畏寒、喜溫者，或併有鎖骨下盜血綜合徵、毛毛樣腦病（Moya Moya Disease）、肌萎縮症者。
治法：益氣活血法。
方藥：補陽還五湯加減。

5. 氣滯血瘀
主證：自傷、頸椎滑脫裂傷、手腳肌肉麻木者。
治法：活血化瘀。
方藥：乳沒四物湯加減。

6. 痰濕壅盛
主證：清喉音、咽中炙臠如鼻炎者。
治法：燥濕化痰。
方藥：溫膽湯加減。

70

7. 氣虛痰結
  主證：七情鬱氣，凝涎阻塞。失志憂鬱，心神躁擾不寧。病有喜悲傷欲哭，是神不能主情；象如神靈所憑，是心不能神明，即今之失志病也。
  治法：補脾益氣散痰結。
  方藥：半夏厚朴湯、甘麥大棗湯加減。

8. 氣虛血虛
  主證：氣短，面恍白，倦累，脈緩或沉。
  治法：補氣補血健脾補陽。
  方藥：補中益氣湯、歸脾湯、香砂六君子湯、右歸飲、補陽還五湯加減。

中醫治療妥瑞氏症的注意事項

1. 中醫須全方位治療妥瑞氏症和併發症
中醫治療妥瑞氏症病人的動作型抽動、聲語型抽動，也須治療情緒精神認知障礙如幻覺、撞頭、咬舌、砸物、傷人；也須一併治療個人疾病如頭痛、鼻衄、鼻炎、口瘡、血銅離子偏高、睡夢遊、睡尿床等。

2. 療效的追蹤時間要夠長
過去治療妥瑞氏症的臨床研究報告常被批評是短期抑制症狀，未包含許多病人又再發作的續病事實，病人、專家不能信服其統計數值。

3. 臨床治療須兼具有效性和安全性
醫師治病，既求治療有效，更須要求藥物的安全性高；尤其是幼兒、兒童服藥更須注意。

4. 妥瑞氏症病人的生活起居飲食宜忌
建議病患飲食宜天然食物，例如新鮮的蛋、肉、魚、菜等。應避免油膩、刺激、興奮性食品，例如避免酒、咖啡、茶、可樂、胡椒、辣椒、麻辣鍋、熱性燉補食品、提神飲料、中老年人的市售保健補品；並建議病患多做陽光下會流汗的運動，睡眠須增加，中午宜有午睡，晚上不要太晚睡。

中醫治療妥瑞氏症的個別差異選藥

1、治療腦部神經病變如驚癇、抽搐、震顫或眩暈等疾病，常選擇天麻、全蠍、蜈蚣、白僵蠶、鬱金、元胡、鈎藤鈎、菖蒲、遠志等。

2、因抽動受傷者選擇乳香、沒藥、桃仁、紅花、地龍、丹參等。

3、痰多者加薑半夏、陳皮、生薑、膽南星、白朮、茯苓、萊菔子、紫蘇子、白芥子等。

4、腹部緊張、頸項僵硬、肌肉收縮者可加芍藥。

5、鼻炎或鼻聲症狀者加白芷、辛夷、蒼耳子等。

6、症狀減輕後，如果出現正虛的徵象，應改以扶正為主，兼以祛邪。

7、診察病人證候，常注意促進胃腸吸收功能、補氣血虛的藥物。

討　論

(一)含重金屬的中藥治不好妥瑞氏症

1.重金屬中毒會引發腦中樞神經疾病，妥瑞氏症就是腦中樞神經疾病之一，因此含重金屬的中藥是治不好妥瑞氏症。

2.政府大幅降低中藥的重金屬限量標準。

(二)妥瑞症病人服中藥不傷害肝腎且發育正常

建議妥瑞症病人常在三個月或半年做血液檢查，其肝腎功能、血檢資料皆無異常；長期服中藥也使病童發育正常，學童之身高仍正常增加，每年增高約5cm。

(三)病人害怕服中藥

許多病人可安心服西藥十年~三十年，不放心服中藥一年。

(四)父母的態度影響病人的治療能否成功

1. 父母常依自己對中藥的信任感，決定其小孩病人是否接受
中醫治療；常見的情況是：
　(a)嚴重病情的部分家長仍採信「病童長大後，妥瑞氏症
　　自然會痊癒」的說法；
　(b)相信西藥可控制病情，可治癒；
　(c)經中醫診治後，妥瑞病童拒服中藥，家長就屈服不勉
　強。

2. 成年病人若未獲父母支援和督促，也常會自行中斷治療：
　(a)妥瑞成年人已習慣其症症，不願服中藥；少數願服者
　　常是父母或配偶要求才來門診；
　(b)病情很嚴重的妥瑞成年人，若已干擾其情緒精神狀態
　　，即使家人百般苦勸，仍會拒服苦味中藥。

妥瑞氏症請提防長期過量精神科西藥

- 遺憾！虛擲青春的妥瑞氏症少女，隔五年回頭再服中藥，祝
她趕快復學。

- 2015年9月，少女復診，大學一年級休學，Tics，服精神科西
藥，心理情緒很不舒服，沒幻覺，不會情緒低落而哭；難戒
停西藥，難靜心讀書。

- 自2008年10月中醫初診治療頭前後晃，聲語、臉抽動，至
2010年9月，計693天服藥399帖(天)，症減剩臉肌肉輕微抽動
；半年後進入第一流高中。

- 嫌中藥苦，2010年10月服精神科藥安立復(ABILIFY)，2013
年有憂鬱現象，增服威克倦(Wellbutrin SR)，一年後曾停服
威克倦數月，續服；安立復是連服五年，現在服兩種藥。

- 繼續中醫治療，我分析後，媽媽和她的懊惱減輕些：
(1)各國西醫說治不好妥瑞氏症，妳們最好是相信；西藥不是台
灣發明的，也不可埋怨台灣西醫。
(2)現在她的Tic症狀比五年前嚴重。
(3)新增加的精神問題、不能專心讀書、休學，是大事。

久服精神科西藥而病情仍嚴重者的中醫處理

- 極少數病人服某類精神科西藥可能會有幻覺，甚至跳樓，可服清熱熄風中藥以戒停西藥而醒腦；如果病人服精神科西藥很多年，則應併服中藥的帖數會很多。

  病人併服中藥，家長病人常採用「階梯式遞減法」戒停精神科西藥，如果病情突然又嚴重，可增服中藥，一天服1.5帖中藥，或服前次劑量較多的精神科西藥數天後，再減少西藥劑量。

  媒體曾報導極少數病例，服多年精神科西藥而擅自突然停藥的妥瑞氏症病人，雖已停藥數個月，仍有跳樓輕生的案例。

- 請參閱網路：林寶華中醫診所網站文章九：

  《妥瑞氏症怪聲音中醫治療30例》

  （發表於2006.01.08中西結合神經醫學國際學術研討會）

妥瑞氏症中醫治療典型案例
（一）頭戴保護罩的妥瑞氏症中學生

1. A26，1991年生，13歲，男。在頭上戴保護罩的妥瑞氏症病人，發作劇烈，堪稱是很嚴重的患者，也是教育局專人輔導關懷的學生。
2. 在8歲患妥瑞氏症，服西藥五年，常請假未上學，現就讀國中二年級特教班。會抓、撞母親，使母親多處受傷，但發作後常須抱著母親。在患者處於正常狀態時，是個能言善道、談吐風趣、思路清楚、反應敏捷的孩子。
3. 經西醫磁振造影和腦電圖檢查，未發現異常。曾住院二次。
4. 2004/10/22：初診，怪叫聲很大、恐懼、摔倒、狂叫、詈罵。約十分鐘狂叫摔倒一次、有自傷行為。在自傷行為後，意識神色猶如常人說說笑笑。對電腦鍵盤有恐懼感，已摔壞家中三個鍵盤，初診時多次作勢要砸醫師的電腦鍵盤。舌苔黃並覆淺白苔。曾服西藥每日多達18粒。現服：
   (1)Trihexyphendyl，hcl，2mg 早晚服用，每次2粒。
   (2)Haloperidol，5mg，早晚服用，每次2粒。
   (3)Bupropion，150mg，早晚服用，每次半粒。
5. 精神處於亢奮狀態。在初診的候診、診察、診後領藥約40分鐘內，共發生多次狂叫、哭喊、欲撞牆突然停止、在患者座椅突然躍起等動作。並有嚴重的地上翻滾七次以上，由其母親緊緊拉住，每次約1-2分鐘。

6. 中醫治療後，在2005/02/14開學日即能正常上課，在02/23門診
   第一次不必抱或拉著母親。04/25起脫掉頭箍，頭不再前後晃。
7. 2006年9月進入新學校，自行上下學。
8. 初診至2006/11/03共742天，服中藥703天。
9. 2007/07/21電詢：病情未加重。未服精神科西藥，讀書正常，
   功課中等。
10. 2008/05/14複診：停診約546天，曾服鋅片三個月，自服他人
    介紹藥粉。現症狀是上半身抽動，叫聲偶發作。複診三次共34
    日藥，病人已嫌藥苦，拒服，家長以其病情已不影響讀書，就
    不再勉強他。
11. 耶魯抽動症整體嚴重程度量表評分：自初診至2008/06/09共
    1324天，服中藥865劑，西藥併服451天遞減停。本病例是許多
    治療妥瑞氏症醫生公認的中醫療效典範，但依耶魯抽動症整體
    嚴重程度量表評分，療效減分率僅66%。

表6-1　頭戴保護單的中學生依耶魯抽動症整體嚴重程度量表評分

	1.運動型抽動數量	2.運動型抽動頻率	3.運動型抽動強度	4.運動型抽動複雜性	5.運動抽動對生活干擾程度	6.發聲型抽動評分	7.整體損害其社會困難程度	評分小計
治療前評分合計	5	5	5	5	5	25	50	100
治療後評分合計	2	3	3	3	3	10	10	34
療效減分率＝1－（療後評分／療前評分×100%）	────	────	────	────	────	────	────	66%

（二）2歲發作妥瑞氏症逐年嚴重的孩子

1. A44，1996年生，8歲，男。動作和聲語型抽動。2歲即發作妥瑞氏症，病6年，服西藥6年，臉色恍白，戴口罩隔音，曾抽動嚴重而住院、請假。服14劑後復學。
2. 2004/10/30：初診，目前服Bupropion、risperdone、clonidine、Prozac、Baclofen、Cetirizine。因狂叫影響他人，已請假二星期。在診間患者哼叫頻繁，戴口罩隔音，躁煩、易怒、罵髒話頻頻、兩肩和全身抖動不停。舌紅、臉色恍白、尖叫聲很大。喜歡冷飲。
3. 多年來曾有數次停服或減服西藥，病症隨即增劇，藥量也加多，使這年輕的媽媽精神緊繃、焦慮、憂心、無奈又無助。
4. 雖每天服西藥，仍因狂叫、手腳抽動劇烈於2004年10月住院三天，此後開始戴口罩。
5. 2004/11/12：已去上學。症狀減，約5秒叫1次、頭甩動、兩手抽動。偶穢語。仍每日吃西藥4次，因既有經驗，不敢減服或停服西藥。

6. 2004/12/10：臉色仍恍白、無叫聲，仍有晃頭、努嘴。家長遞減給服西藥，終於在這星期下定決心，多年來再度嘗試停服西藥，媽媽仍憂心症狀反彈。
7. 2005/04/11：最近二個月未回診。因小孩常拒絕苦澀的中藥，母親就帶去某處服「生化科技藥品」，但是症狀反而增加。現在仍肩抖、手抖，涕多，頻尿，聲語。
8. 2005/05/20：（已服藥147劑）在診所時叫聲減少，但在家裏仍有聲語。國文78、數學80、社會75分。
9. 2008/07/18：曾3個月無症狀，偶"幹"聲、上半身抽動。
10. 2009/01/05：曾5個月無症狀，近日偶有搖頭、頻眨眼、吐舌、輕微嗯聲。
11. 療效評估：自初診至2009/01/05共1526天，服中藥742劑，西藥併服35天遞減停。依耶魯抽動症整體嚴重程度量表評分，療效減分率是85%。（表6-2）

表6-2	2歲發作逐年嚴重的孩子依耶魯抽動症整體嚴重程度量表評分							
	1.運動型抽動數量	2.運動型抽動頻率	3.運動型抽動強度	4.運動型抽動複雜性	5.運動抽動對生活干擾程度	6.發聲抽動評分	7.整體損害其社會困難程度	評分小計
治療前評分合計	4	5	5	5	5	25	50	99
治療後評分合計	2	2	2	2	2	5	0	15
療效減分率＝1－(療後評分/療前評分 × 100%)	-------	-------	-------	-------	-------	-------	-------	85%

（三）外國妥瑞氏症病人脫離痛苦

恭喜！勇敢的病人、家長。

中醫師辛苦地說明，外國非華裔妥瑞氏症兒童在自己國內服西藥3年，Tic更嚴重，父母陪他飛來台灣治療，435天取服450帖中藥，精神科西藥遞減一年後停服，正常上學。

病程摘要：

A1586，2001生，男，62公斤，158公分，8歲初發作TICS，11歲症狀很嚴重，妨礙正常生活、耽誤學業。

~ January - Nov 2013：在傍晚Tics較嚴重，適應西藥，正常作息；但不專心，口吃；症狀穩定後，醫生減藥。

~ Nov 2013：照常服藥卻症狀更嚴重，期中考，醫生加藥。

~ Dec 2013 － Mar 2014：全身抽動和大叫，轉換情境會抽動跳起大叫。

~ March 2014：併服當地中藥湯藥2星期，抽動增加，難睡著。

~ June 2014：五月底，抽動又再嚴重；增西藥，累倦睡。

Symptoms

外國家長詳細記載孩子病況：

【8-9 years old, 2008-2009】

- He started having the symptoms since he was 8 or 9 years old with some motor disorders, example: jerking猛扭 his head, blinking眨眼 his eyes or shrugging聳肩 his shoulders. ……

【December 2012】

- When he was 11 the symptoms get more serious. From October 2012 we noticed he had more motors disorders. Together with that he had hiccough呃逆loudly and continuously. The symptoms got severe day by day after that, he could not control himself and had strong body shaking搖動and strange sounds bursting突然發生out continuously連續的. He got nervous and so did we. The more he got nervous, the more he shook and burst out strange loud sounds. When we took him to doctor (December 2012) he was in the worst situation when he had to scream尖叫聲 together violent body shaking.

85

- He started taking western medicine since then. To stop that serious situation, doctor gave him the first dosage as attached.

- After 1 week his most serious symptoms seemed under control. He still had the body shaking and some vocal disorders but he did not scream any more. However, this first dosage is a shock to his body. He had low consciousness低意識, very dull遲鈍, sleep all the time, and gained a lot of weight in a short time even he did not eat much.

- He could come back to school after that but was not in a good health condition. We shared分享 it with teachers and asked for their help during his school time.

86

【January - Nov 2013】
- After the first month, the dosage has reduced減少 a bit.
- From then onwards從那以後 he was in a rather stable 穩定的 condition with still some motor and vocal disorders. The vocal disorder sounds like the barking吠, sometimes like hiccoughing, or clearing the throat. It happens more during evening time when he is at home rather than day time at school. He said at school he tried to stop, only sometimes he has to shake the body but he controlled not to burst out the sound. During this time he suffered遭受 all medicine side effects such as sleepy during class, less concentration較不專心 at school, easy forget lessons, and very bad hand writing.

87

- Gradually逐漸的 during this stable period, his body seemed getting familiar with the medicine so he did not feel dull anymore. He was getting more active, awake as normal but still he could not have good concentration at study, easy to forget things, a little bit stuttering口吃 when he tried to say something long.
- The tics happened more or less every day. Someday no tics at all, but a bit more on other days when he has some tension緊張 (start the vacation, back to school after summer,…) but generally大概 it was fine.
- During this period the doctor adjusted調整 and reduced減少the medicine dosage gradually逐漸地.

88

【Nov 2013】

- Although everyday he never missed medicine, but by November 2013 the tics got serious again. He got more constant繼續不斷的 body shaking and together with barking sounds continuously (every 1-2 minute). Doctor explained that he was experiencing the mid semester期中考試 examinations and that caused certain tension緊張/pressure for him and made the tics get worse. The doctor increased the medicine dosage.

【From Dec 2013 - Mar 2014】

- He has rather比較 stable period again with few times shaking or barking a day (5-10 times per day).
- He does not have the normal tics like eye blinking, jerking the head, shoulder shrugging,…He only some times in the day shakes the body and bursting out the loud sound together.

- We also notice that when he has to study hard, when he worries, when the weather is too hot, or when he has to walk outside under the sunshine, he shakes搖動 a lot and even jump up跳起 and burst out noisy sounds.
- The serious tics returned again by January 2014. This time he tends to have more vocal tics than motor. He made the sound like barking continuously every few minutes. He was very tired for such constant tics. As it was the rest time of school, doctor did not increase the medicine dosage and we just let him stay and relax at home. After a week he was fine and stable again with few shaking per day.

【March 2014】
- In March 2014, in parallel並行的 with the usual western medicine, we have tried to let him take herbal medicine (herbals cooked for drink) prescribed處方 by a local herb doctor. The dosage as attached. However, we have to stop after 2 weeks as coincidentally巧合地, his Tics got severe right after he drinks it. We don't know it's just because the tics returns as usual or it's because that herbal medicine triggered激起 his tics. During the time drink this herbal medicine, he was also very awake that he could not sleep well.
- When he stopped taking that herbal medicine he was stable again.

【June 2014】
- By end of May the Tics returned severe again. His vocal Tics got worst. He made noisy sound continuously every 1-2 minutes. Doctor has to adjust the dosage to stop the situation.
- He feels more tired and sleeps a lot more now.

91

Medicine Dosage

(摘記部分)	Butyro＝台灣 Haloperidol			
【December 2012】				
		Morning	Noon	Evening
12-Jan	Butyro 5mg	1/4	1/2	1/2
	Depakine CR 500mg	1/2		1
	Trihex 2mg	1	1	
	Arcalion 200mg	1	1	
【Nov 2013】				
30-Nov	Butyro 5mg		1/2	1/2
	Depakine CR 500mg	1		1
	Trihex 2mg		1	1
	Phol	1		1
【From Dec 2013 – Mar 2014】				
1-Dec	Butyro 5mg		1/2	1/2
	Depakine CR 500mg	1		1

92

療程摘要：
~2014/03/05家長來函：服西藥而TICS病情日漸嚴重、體重快速增加、過敏皮膚炎。
~2014/03/06林醫師回函：「Patients should come to my clinic.」
~2014/06/＊＊：家長帶孩子來台灣初診。
~2014/07/04家長：「Our son takes Chinese medicine for 3 days now and we see that his Tourette symptoms keeps increasing. We are a bit worried. The Doctor of western medicine request us to increase dosage of Butyro medicine from 7.5mg/day to 8.5mg/day.」
~2014/09/04家長：「…At the moment we still remain the same western medicine dosage for him (10mg haloperidol/day, Depakine and Trihex).」

93

~2014/11/03林醫師：「Tic近日較嚴重的可能因素，包括：
a. 嚴重妥瑞氏症病人中藥治療，症狀減輕一段時間後，餘毒未清，有些人可能回復嚴重症狀幾天。
b. 感冒(Take cold)時妥瑞症狀可能會加重。
c. 服西藥類固醇(Steroid)、抗組織胺鼻藥(Antihistamine)。
d. 注射疫苗(Vaccine)後，少數病人增加Tics。
e. 精神科藥(Psychiatric drugs)服太多、太久。
f. 病人睡眠不足、太緊張、焦慮、壓力大。
g. 病人吃辛辣食物、提神飲料。
h. 其它…
建議：每天一帖藥。如果病情突然嚴重，則2天服3帖中藥；並且減少現服西藥劑量為一半。」
．．．．．．．．．．．．．．．．．．．．．．．．
~2015/09/07家長：
「He goes to school as usual and he study well.」
「He stopped Western medicine long time ago already.」

94

妥瑞氏症兼肌張力不全兒童的中西醫診治

～兒童情緒性抽動肌張力障礙的中醫治療病例報告
（發表於中西結合神經醫學雜誌第四卷第一期，2008年5月）

～2015年3月在新北市中醫師公會主辦的《慶祝第85屆國醫節
暨2015中醫藥經驗臨床學術大會》主講「情緒性抽動肌張
力異常的中醫療效病例」（新北市政府）。

『病人在四歲發作抽動Tics，六歲起病情更嚴重，2006年10
月經過某大醫院的門診、急診、多項檢查已一個月，療效
不明顯，病人家長不耐，隨即求診於另一醫院住院8天，療
效也不明顯，只好轉請本中醫診所治療。』

『自2006年11月初診，106公分，18公斤，至2009年10月幾乎
連續服藥1,007帖（天），動作、情緒、幻覺情緒障礙已很少
，身心狀態頗佳；病人停藥，在一年九個月後再來複診，
有輕度抽動，2011年6月至2012年2月末次，身高133公分，
斷續再服藥175帖；病癒。』

95

本病例的西醫診斷病名很多

* 病人的腦神經障礙所表現出來的動作、聲音、精神症狀很複雜，診斷困難，治療也困難。
* 即使是著名的大型醫院已做過必要的檢查，不同的醫師也可能在不同的時間對同一病人給予不同的病名。
* 本病例被各西醫師記載的病名包括：
* Tics（Tourette syndrome,不自主動作,抽動症）、
* Dystonia（肌張力不全）、
* Basal ganglia lesion（基底節損害）、
* Epilepsy（癲癇症）、
* Restless leg syndrome（不安腿症）、
* Psychogenic（心因性,精神性）、
* paroxysmal dyskinesia（陣發性運動困難）、
* ADHD（Attention defect hyperactivity disorder, 注意力缺陷過動症）。

96

妥瑞氏症兼肌張力不全兒童的多巴胺偏高

EXAM. ITEM: CEREBRAL DAT SCAT-T

Tc-99m TRODAT-1 Image:

Semi-quantitative Analysis for Specific Uptake Ratios

	Right	Left	Averaged Controls
Caudate（尾狀核）	5.31	5.91	3.8（Adult:3.0）
Putamen（被殼）	4.55	4.68	3.2（Adult:2.6）
Striatum（紋狀體）	4.93	5.29	2.7（Adult:2.8）

* Specific uptake ratios = (target−occipital) / occipital cortex

2006/12/04

媒體報導妥瑞氏症病人

A. 妥瑞氏症頸椎病變- 人工椎間盤治病 奇美創全球首例
   /聯合報2006.08.23修瑞瑩台南報導
B. 妥瑞氏生學測備400張卷20組鍵盤
   /聯合報2008.01.23張錦弘台北報導
C. 罕病發作汪汪叫，無辜挨巴掌
   /聯合報2009.04.22廖炳棋台北報導
D. 罕見病子常自虐 父母傷神
   /2009.09.20妥瑞氏症＋強迫症，5歲發作，20歲仍敲頭咬指
E. Ah-ah-achooo! Mysterious condition causes girl to
   SNEEZE up to 12,000 times every day
   / MailOnline - 6 October 2015

馬來西亞24歲妥瑞氏症墜樓死亡

《患抽動症 疑情緒失控 青年墜樓自殺》
/星洲網2014.12.14-馬來西亞吉隆坡：

『自12歲被診斷患妥瑞症，一直服藥控制病情。但因服
藥後令兒子發出較響怪聲，因此他於八、九個月前開始
停止服藥，大喊大叫的情況便減少了。』
『能說會道、愛打電動，就是肢體動作和聲音難以控制
。他因這病而自卑及總是疑心他人對他有異樣眼光，因
此變得不愛出外工作。』

11~1表 妥瑞氏症狀可能產生的十二對腦神經症狀　製表：中醫師林寶華

腦神經	性質	妥瑞氏症的相關症狀
Ⅰ、嗅神經（Olfactory Nerve）	感覺	鼻炎、反覆咳聲、清嗓聲、扭鼻、縮鼻、鼻吸聲、快速將手指插入鼻孔、嗅覺認知改變。
Ⅱ、視神經（Optic Nerve）	感覺	短暫視障礙、顏色錯誤。
Ⅲ、動眼神經（Oculomotor Nerve）	運動	頻眨眼、眼外飄、眼外上斜、眼球旋轉、眼震顫。眼向外斜視。
Ⅳ、滑車神經（Trochlear Nerve）	運動	眼左右轉。眼短暫不能向外下看。
Ⅴ、三叉神經（Trigeminal Nerve）	混合	咬舌、咬唇、露齒、頰肌肉抽動。咀嚼肌障礙。
Ⅵ、外旋神經（Abducens Nerve）	運動	翻白眼。內斜視。

腦神經	性質	妥瑞氏症的相關症狀
VII、顏面神經（Facial Nerve）	混合	皺額、臉頰肌肉抽動、鬼臉、努嘴。味覺障礙。
VIII、前庭耳蝸神經（Vestibulocochlear Nerve）	感覺	短暫聽覺障礙、平衡障礙。眼球震顫、頭暈。足軟走路如欲傾倒。
IX、舌喉神經（Glossopharyngeal Nerve）	混合	清喉音。控制吞嚥功能障礙。
X、迷走神經（Vagus Nerve）	混合	腹部縮凸、扭腰。心跳較快、煩躁、構音障礙、吞嚥困難及嗆咳、打嗝。
XI、脊髓副神經（Spinal Accessory Nerve）	運動	扭頸筋、聳肩、搖頭、點頭、甩頭、晃頭。斜方肌、胸鎖乳突肌痙攣。
XII、舌下神經（Hypoglossal Nerve）	運動	吐舌、食物入口突然吐出。、吐痰、噴口水。

101

11~1表　妥瑞氏症狀可能產生的十二對腦神經症狀　製表：中醫師林寶華

額葉	妥瑞氏症的相關症狀
額葉症候群和認知障礙	地上翻滾、撞頭、打頭、敲桌子、自傷、傷人、砸物、咬衣服、手撲物品再快速近鼻聞嗅之、穢語、聲語症。暴躁易怒、躁動、頂嘴、謾罵。臂抽動、扭手、腳抽動、趾抽動。

102

【單元二】自閉症、亞斯伯格症

(1)法定分類：重大傷病＞慢性精神病＞源自兒童期之精神病＞幼兒自閉症。

(2)自閉症(Autism)的發病率約1/150(每一千人有五至六人)，男性患者的比率，比女性高三至四倍。

(3)全球約有3,500萬自閉症兒童，聯合國大會2007年決議，從2008年起的每年4月2日定為「世界自閉症日」（World Autism Awareness Day），以提高人們對於自閉症及相關研究和診斷的關注。

(4)英國劍橋大學心理學家賽門・巴隆-柯漢(Simon Baron-Cohen)2003年的著作，自閉症是男人特徵的腦發展到極端的例子，包括不懂得感情抒發、不會體諒別人、沒有同理心、不理解細膩的情感表達。他認為，自閉症病童缺乏「心智理論」的特質。

(5)廣泛性發展障礙(Pervasive Developmental Disorder，PDD)包括五類精神障礙；
亞斯伯格症候群(Asperger 's syndrome，AS)是其中的一種，有社交困難（Social deficit）、溝通困難（communication deficit）、固執或狹窄興趣（rigidity or restricted interest），相對地較保有語言及認知發展；這是根據奧地利兒科醫師漢斯・亞斯伯格(Hans Asperger，1906－1980年)命名；他在1944年首度記錄具有缺乏非語言溝通技巧、在同儕間表露低度同理心、肢體不靈活等情形的兒童；五十年後，被標準化為診斷依據。

自閉症病家社會的困擾- 新聞報導

【一】絕頂聰明獨行俠嫌兇患亞斯伯格症
【二】《築巢人》道出照顧者內心話
【三】自閉兒媽媽40歲轉讀為特教老師
　　　…著作《 除不盡的愛》

105

美國亞斯伯格症學生殺人死亡28人

~《絕頂聰明獨行俠嫌兇患亞斯伯格症》
　/中國時報2012.12.16鍾玉玨綜合報導
『美國康乃狄克州桑迪胡克小學驚傳槍擊喋血，廿歲的凶嫌亞當
　‧藍札（Adam Lanza），不僅弒母，更造成廿六名師生喪生，
　震驚社會。藍札據說有自閉症，在親友眼中，他害羞寡言動不
　動就發脾氣、習慣獨來獨往，卻絕頂聰明，總之就是不同於常
　人。』
『鄰居語重心長地說：「大家太容易把焦點放在槍枝，其實精神
　狀態才是真正問題所在。」』
~美國有史以來死亡人數第二多的校園槍擊案
(1)治療：服西藥多年，沒效；中醫辨證應當如何？
(2)法律：精障者行凶無罪？
(3)如果有醫生能治好他的病，就是救了28人生命。
~《 Connecticut Shootings Fast Facts 》
　/ By CNN Library – Updated December 26, 2014
106 『… diagnosed as having Autism Spectrum Disorder.』

中醫藥可疏導自閉症病人的憤怒情緒障礙

~中國時報：絕頂聰明獨行俠凶嫌兒患亞斯伯格症~
~聯合報：校園凶手自閉的資優生、不上臉書怕拍照~
~聯合報：醫師分析：社交障礙累積憤怒 同歸於盡~

- 凶嫌『須服藥才能控制情緒』>精神失控>傷人>自傷。
- 自閉症的病情很複雜，可算是症候群，多數是虛瘀證， 少數是虛實夾雜；西醫沒有大規模的療效統計，中醫也沒有。
- 部分中醫師診治採補虛、益氣、化瘀療法者多，筆者由治療自閉症病人經驗，發現許多自閉症病人併有抽動(妥瑞氏)症、躁動不安、過動專注力差、肌張力不全、癲癇失神、易怒、口瘡、幻聽、臉瘡疹、傷人自傷、高喊尖叫、載歌載舞等症狀；這類病人先治以清熱化瘀法，才佐加補虛、益氣、化瘀，療效更好。

107

粗暴傷人自傷的台灣自閉症病人

《築巢人》道出照顧者內心話
/中國時報2013.11.24管婺媛台北報導

『國內不乏記錄自閉症患者生活的紀錄片，但多以正面且溫情呈現，導演沈可尚的《築巢人》卻是真實到近乎殘酷的紀錄片。片中自閉兒與父親的日常生活，包括家暴、爭吵、抱怨，呈現照顧者外表看似堅強，實則心力交瘁的苦楚。』

『 《築巢人》今(2013)年獲得台北電影節百萬首獎、香港華語紀錄片短片冠軍以及金鐘獎最佳非戲劇類導播獎。沈可尚說：「我希望藉由這部片，道出這群照顧者平時隱藏在內心不敢吐露的話！」…。』

2013台北電影獎 築巢人 A Rolling Stone

108

學者專家關懷研究自閉症

~美研究證實農藥與自閉症有關
/法新社2014.06.23(中央社陳怡君譯)
~英自閉症男精通10國語言 能背萬位圓周率
/中廣2010.06.04
~針灸可治自閉症 六味地黃丸也有幫助
/中國時報2010.07.15楊格非台北報導
~《自閉症生物療法》
/William Shaw 等著,歐忠儒譯,元氣齋出版社。
~高齡產「父」隱憂!自閉症確為基因突變
/華人健康網2012.04.05許育瑋編譯
~自閉症致病關鍵 恐是大腦細胞增生
/路透社 2011.11.09 (中央社譯)
『我們發現自閉兒童在前額葉皮質大腦細胞增生數量相當大,
　較一般高出67%。』

109

~自閉歷程(Temple Grandin)
/2010年第62屆美國電視艾美獎
~ 遙遠星球的孩子(Children From The Distant Planet)
/2011年第46屆台灣金鐘獎教育文化節目獎生活紀錄片
~自閉症急速增加 每年成長逾千人
/健康醫療網2014.04.11郭庚儒報導
『內政部資料,自閉症者2006年6185人, 去(2013)年1萬3366人
　,近10年自閉症人數成長逾1倍。』
~自閉兒不善社交 原因找到了
/台灣醒報2009.08.06楊舒婷報導
『英國研究,自閉症兒童不善社交的原因,有可能是視覺資
訊處理出了問題』
~中研院發現 杏仁核神經連結異常導致自閉症
/中廣2014.01.27李憶璇報導
『 D-環絲胺酸可治療自閉症的社交障礙症狀』

110

林寶華醫師治療自閉症亞斯伯格症

《亞斯伯格患者多體虛 正確補身可緩解》
/健康醫療網2015.03.16許碩穎報導
《中醫師林寶華治療亞斯伯格症》
/大愛電視台2015.03.15
《中醫清熱化瘀法治療自閉症心得》
/網站文章二十九，刊載中西結合神經醫學雜誌2012年
12月第七卷第一期
《自閉併發症 中醫調理有助改善》
/自由時報2012.06.23林寶華撰文
~提醒：亞斯伯格症病人可能併有TIC(妥瑞氏症)、強迫症
、…。

111

亞斯伯格症中醫治療案例- A

A1081、D41，1995年生，14歲，男，168公分，57公斤。
病史：自幼不喜歡和人互動。西醫血檢，無異常。2009年10
月某大醫院診為亞斯柏格＋妥瑞氏症＋強迫症，給服百憂解
、…。服至12月。今年1月改藥。
~妥瑞症：曾頻眨眼，吃飯夾菜夾不起來。
~強迫症：解大便1-2小時，洗手次數多，綁鞋帶次數多，擔
憂身髒。
~近3個月，偶在下午後頭昏睡，未吃晚餐，過年至今，有4
次；鼻過敏。
~症狀：全班33人，約20名。醫生問話，怯不敢答。想說而不
能表達。生氣時會摔門、大叫、踩地。常怕熱，汗多，不流
鼻血。大便量少，而次數多，說話結巴不順。

112

- 處方：
- 2010/05/19初診：黃連解毒湯加減、葛根、龍骨、牡蠣、石膏、五味子、川芎、白芷、酒大黃、東洋蔘、桂子。
- 2010/05/19~2011/01/07，共210帖。

- 2011/02/12複診：補陽還五湯加減、乾薑、製附子少量、桂子、龍骨、牡蠣、白芷、黃芩、蒲公英、炒桃仁。
- 2014年6月，順利進入大學。
- 2011/02/12~2014/12/01，共588帖。

- 統計自2010年5月至2015年5月，思緒正常，可以單獨處理事務；共1,835天，服中藥910帖。

113

自閉症中醫治療案例-B

- A988，補D47，1992生，男，180公分，90公斤。
- 初診：2009/09/05
- 病史：自閉症兼妥瑞症，唸高中後會恍神，今年七月行為退步，頭後仰。曾去兩家大醫院診，半年前就會兩眼睜不開，服帝拔癲〈2009年7月〉西藥一個月，家長停給服。
- 主訴：
1. 兼妥瑞氏症，Dystonia，母親展示相機影片，頭部常後仰，左手左伸。
2. 皺眉，眼睜不開，在家常如瞎子走路。

114

- 病史證候：汗臭，數學能力佳，脈緩，大部分都是閉眼，極少時間突一直張大眼睛，寫功課很吃力，眼漫視他處，隨意回答不相關話。
- 治則：清熱、熄內風、化瘀，少量補陽虛。
- 處方：黃連解毒湯＋甘麥大棗湯合方加減，桂子、龍骨、牡蠣、五味、乾薑1錢；蜈蚣天麻川七粉，另服。
- 2012/5/25：偶手指拘緊，被提醒則可放鬆；恍神減，已少突然肢體定住， 說話反應較佳；母說，進步很多。
- 2009/9/5~2012/07/13，共服中藥821帖。

115

【單元三】 強 迫 症

- 強迫症（Obsessive compulsive disorder，OCD）是一種神經官能症，為焦慮症的一種。
- 患者總是被入侵式的思維所困擾，在生活中反覆出現強迫觀念及行為，使患者感到不安、恐慌或擔憂，從而進行某種重複行為。患者的自知力完好，對於症狀了解，然而無法擺脫強迫行為。
- 強迫症的發生可能是血清素(Serotonin；5-hydroxytryptamine；5-HT)的過早再回收，以致干擾神經元間正常的訊息傳遞。
- 醫學家以先進儀器正子放射斷層攝影(PET scan)檢查腦部，發現強迫症患者的基底核、尾核、眼額前葉的葡萄糖代謝率比正常人高。

116

強迫症是主症或併發症

一、單一強迫症：

二、強迫症併發它症：

　強迫症病人併發抽動症(Tics , Tourette
　syndrome)、注意力不集中過動症(ADHD)、
　憂鬱症、情緒心理障礙等。

三、它症併發強迫症：

　抽動症、自閉症(含亞斯伯格症)、注意力不集
　中過動症、憂鬱症等病人併發強迫症。

117

中醫治療強迫症案例

A78，B5，1989年生，初診16歲，女，155公分，48公斤
　。重度強迫症兼患妥瑞氏症，休學。

~2005/02/16初診，

11歲患病，服西藥約3年半，目前服西藥(1)Clopran
25mg (2)Luvox 50mg (3)Tegretol 100mg `Chewable″
0.5tab。偶以腳頻繁踢物。就讀高一，常在學校找水龍
頭二、三小時，老師發動同學去找她，自2004年10月開
始休學至今，已五個月。

尿臭腥。帶下略黃。便秘。大便3-5天1次。曾翻白眼。
繞圈圈。頻洗手。半個月前之除夕因洗澡8小時才願意結
束，使全家不能回南部吃團圓飯。慢性鼻炎，常口乾，
脈浮緩。

118

處方：知柏地黃方加牡犡、全蠍、金蜈蚣、殭蠶、柴胡
、梔子、天麻、七劑。
3月，母親曾將西藥減為三分之一，而自傍晚、整夜至清
晨哭啼。
~2005/04/13診，
又住院，停服中藥一個月。現改服台北市某大醫院：
(1)Artane 5mg ／ tab.
(2)Ativan 0.5mg ／ tab.
(3)Luvox 50mg ／ tab.
(4)Risperdal 1mg.
(5)Eurodin 2mg.
家長抱怨西藥劑量太重，孩子常睡到中午才叫得起來；
醒來仍欲睡。脾氣暴躁、罵三字經，腹痛，白帶多，舌
苔白，脈緩。
處方：建瓴湯方加黃芩、黃連、桃仁、黃柏、全蠍、金
蜈蚣、龍眼肉、天麻，七劑。

119

~2005/05/16診，
近一週有三天情緒暴躁、摔東西、思緒亂。臉瘡疹。曾
括約肌失控，大便解出，小便遺尿。
~2005/05/23診，
近三天倦、呆滯眼神、頭暈、晚睡，睡12小時仍倦；洗
澡3小時，老是覺得髒；昨晚媽媽摸到她的手腕，就生氣
嘮叨而去洗二小時。
~此後，
(1)中藥以黃連解毒湯為主方，隨症加減。
(2)西藥遞減，2009年10月，曾停服全部西藥；又發作，
再服西藥，西藥劑再減少，停西藥，療養院行為制約，
出院，療程如此反覆2次。
(3)中藥幾乎每日服用，主治西醫師曾詢問家長中藥處方，
同意中藥有療效。2011年5月後戒停精神科西藥，仍服中
藥。

結語：
(1)媽媽說，病重的4-5年，孩子每年都要去住院一個多月，包括行為制約訓練；遺憾孩子休學後沒能復學。
(2)數次住院的血檢，服中藥後的血檢，皆無異常；近幾年的思緒、行為已幾乎完全正常，續中醫治療，仍以清熱滋陰為主；曾偶以參、耆、乾薑、製附子、桂枝補之，逐漸出現瘡疹、煩躁。
(3)病人自2005年2月至2015年9月共服中藥3,115帖(天)。

121

【單元四】　過　動　症

- 過動症：注意力無法集中、坐立不安、小動作頻繁、精力過人的現象；並伴隨學習障礙，以及攻擊性行為，甚至引起意外事故，在班級中成為老師頭痛的學生。上課中突然起來走動，字寫得開開的，或部首顛倒不像一個字。

  背書背得很久，自己不能將功課如期寫完，總要大人在旁盯著，東西丟三落四、書包忘記背回家、粗心大意、經常意外受傷、愛插嘴、神遊、漫不經心。嚴重者，活動量特別大、粗魯、破壞力強、拆解玩具或傢具；除了睡覺，身體某部分永遠在運動，因此造成對別人不等程度的干擾。

- 注意力缺陷過動症(Attention Deficit Hyperactivity Disorder, ADHD)，是指孩子在注意力、過動程度和衝動抑制方面達到一定程度的困難，且造成發展上的障礙。

122

過動症的特徵

極度的坐立不安，持續性的過度活動，專注力不佳、學習困難
、容易衝動、魯莽輕率易於發生意外的傾向、叛逆、亂發脾氣
、富攻擊性。這些孩子的情緒狀態時常變動，也常見憂鬱的心
情。並有輕症的反社會行為，例如不聽話、亂發脾氣、攻擊行
為等。

（1）注意力缺陷，有持續專注的困難。

（2）有控制衝動的困難。

（3）動作太多的困擾。

（4）遵守指示的困難。

（5）表現不穩定。

（6）掌控時間困難。

（7）立即反應的能力受干擾。

過動症的病理研究

- 一些科學研究指出，腦部眼窩、額葉區，還有神經纖維和尾狀核
  紋狀體之間的通道聯結，以及更深的邊緣系統，與過動症的發展
  是有關的。

- 患者大腦的多巴胺和正腎上腺素量不足，額葉的功能較低，服用
  興奮劑的藥物，可以暫時改善過動兒的行為。

- 正子掃瞄實驗：

  亞倫・薩麥特金(Alan Zametkin)博士使用正子放射斷層掃瞄
  (Positron emission tomography scan, PET–Scan)，比較廿五位
  成年的患者和五十位非患者成年人的腦部活動。在實驗中，將放
  射性葡萄糖（也就是腦細胞用來當燃料的糖）注射到血流中，然
  後用正子放射斷層掃瞄照下腦部使用這些葡萄糖的情形。發現這
  些成人患者腦內的活動度較低，尤其是額葉區；但是當他們服用
  臨床上過動兒服用的藥物之後，這情形會暫時放善。

- 腦部活動低 ：

  堪薩斯大學(University of Kansas)的卡爾‧席格(Karl Sieg)博士及其同事在1993年的報告中指出，比較十位過動症患者，和六位其他精神疾病患者後，發現此症患者顯著的額葉區新陳代謝較慢。這個研究顯示腦部活動低是過動症患者獨有的現象，其他精神疾病患者並沒有這現象。

125

中醫治療過動症

- 西醫常用興奮劑「利他能」（Ritalin）改善過動兒行為，中醫則以過動兒屬虛證為考量，辨證其為脾陽虛、肝血虛或腎陽虛。給藥如香砂六君子湯、理中湯、補中益氣湯、聖愈湯、歸耆建中湯、十全大補湯、桂附腎氣丸，可加龍眼肉、製附子少量。
- 網站：林寶華醫師文章三十一

  《 成人過動症中醫治療案例 》

  （中國鍼灸學雜誌2013年12月第一卷第一期刊載）

126

【單元五】巴金森氏病

- 「巴金森氏病」(Parkinson's disease, PD)是老年人常見的腦神經退化疾病之一，中年病人也不少，極少數有小於20歲的年輕人；患者腦部黑質紋狀體選擇性的多巴胺生成減少，病人的尾狀核、殼核及黑質的多巴胺含量下降。
- 病人因神經元細胞凋亡，影響神經傳導物質分泌，以致逐漸出現顫抖、僵硬及動作緩慢的運動性功能障礙，最終會造成生活上的失能、無法行動。
- 若因腦傷、中毒等所引發症狀者，則泛稱為巴金森氏症候群，簡稱「巴金森氏症」。
- 西醫另有更細膩的分類，典型巴金森氏症、非典型巴金森氏症、…。
- ***本單元西醫學主要摘自：林欣榮醫師著，《鬱金香花開-巴金森的病與症》

- 巴金森氏病，震顫麻痺，類似中醫「痺症」。痺病肆虐人類數千年，在三百年前中醫《醫宗金鑑‧痺症》有詳細的記載，尤其「痺入臟府證」描述痺症病久之病癥很傳神：
  「肺痺煩滿喘咳嗽，腎脹尻踵脊代頭，脾嘔痞鞕肢懈墮，心煩悸噫恐時休，數飲臥驚肝太息，飲秘脹瀉在腸究，胞秘沃痛鼻清涕，三焦胃府膽無憂。」，
  這些頗似現代醫學專家描述巴金森氏病的各種神經、精神病變。
- 瞭解巴金森氏病的不同病因、病程，俾在不同階段做最佳治療和維護健康；病人結合中西醫藥治療，以避免疾病惡化，應會有最佳的療效和生活品質。
- 請參閱林寶華中醫診所網站文章二十一：
  《巴金森氏症的治療和保健～中醫痺症分析》
  /刊登(新北市)北台灣中醫醫學雜誌2009年6月。

巴金森氏病（症）特徵

(1)體力或是身體協調功能下降。
(2)寫字不方便。
(3)手臂旋轉不良。
(4)跛足。
(5)肢體顫抖，身體前傾，漸成C字型。
(6)起身離椅困難。
(7)聲音軟弱。
(8)情趣降低，有憂鬱傾向。
(9)身體上或心理上的壓力。
(10)感覺功能異常，肢體麻感、疼痛。

巴金森氏病（症）病因

1.病毒感染：各種腦炎後、慢性病毒感染。
2.中毒性：一氧化碳、二硫化碳、氰化物、錳、汞、甲醇等。
3.藥物性：利血平、α-甲基多巴、抗憂鬱藥、單胺氧化酶抑制劑及三環劑。
4.腦血管病變。
5.顱腦損傷。
6.基底節腫瘤。
7.中腦空洞症。
8.代謝性疾病：甲狀旁腺功能減退症、基底節鈣化、糖尿病等。
9.環境毒物致病。
10.遞質學說：神經傳遞物質多巴胺減少與發病有關。
11.年齡老化因素。
12.其它。

巴金森氏病表徵

(1)震顫：
　(a)常開始於某一側上肢或某一側下肢，或下頜、舌；初發病即雙側震顫的病人少見。
　(b)顫抖是最明顯的症狀，這個症狀使病人難過、不好意思，病人常因有這個症狀而去看醫生。
(2)僵直：也常先出現於一側肢體，上肢較明顯。
(3)肌力減退：常累及手指、手腕、手，影響患者的日常生活。
(4)行動遲緩：
　(a)動作逐漸慢下來或減少，每一個動作要開始都很慢，很難作重複的快速動作，容易疲勞。
　(b)病人穿衣服慢、刮翻子慢、攪拌食物慢，臉部沒有表情，變成「面具臉」的樣子；眨眼睛的動作減少，正常的表情動作減少，走路時，兩手的擺動也減少。

巴金森氏病分級

1967年美國的兩位醫生Margaret Hoehn 和 Melvin Yahr 發表的論文，成為後世遵循的「Hoehn & Yahr的巴金森病分級標準」：
(1)一級：僅單側出現症狀，功能障礙較輕。
(2)二級：出現雙側和軀幹的症狀，尚無姿勢反射障礙。
(3)三級：出現輕度姿勢反射障礙、勞動力喪失，仍具有日常生活能力。
(4)四級：出現明顯的姿勢反射障礙、勞動力喪失，日常生活能力也嚴重受到影響；可起立，稍可步行。
(5)五級：需他人幫助起床，生活行動需輪椅。

巴金森氏病治療預後

- 開關現象：病人服用藥物5-8年後，藥效可能逐漸減弱；劑量愈來愈高，藥效時間卻愈來愈短。
- 異動症：當藥效達到頂點時，病人可能局部或全身性搖晃或肢體亂動。
- 腦外科手術：包括燒灼切開術、胚胎（fetalcell）或幹細胞（stemcell）移植手術、埋入電極腦深層刺激術（DBS）等。
- 預後：無論藥物或手術治療，只能在一定時期內減輕症狀，而不能阻止病程進展；巴金森氏病本身很少能致死亡，但晚期的患者可能致殘，生活在輪椅或床上，多年後可能死於支氣管肺炎等併發症。

133

痺症的病因病灶（痺症初期）

分類	病名	症狀	若病情惡化
1.病因	(1)行痺	風寒濕三氣雜合而為病，風邪勝者，其痛流走。	
	(2)痛痺	風寒濕三氣雜合而為病，寒邪勝者，其痛甚苦。	
	(3)著痺	風寒濕三氣雜合而為病，濕邪勝者，其痛重著。	
2.病灶	(1)皮痺	秋時遇此邪，則皮雖麻，尚微覺痛癢。	復感於邪，內舍於肺，成肺痺也。
	(2)脈痺	夏時遇此邪，則脈中血不流行而色變。	復感於邪，內舍於心，成心痺也。
	(3)肌痺	長夏時遇此邪，則肌頑木不知痛癢。	復感於邪，內舍於脾，成脾痺也。
	(4)筋痺	春時遇此邪，則筋攣節痛屈而不伸。	復感於邪，內舍於肝，成肝痺也。
	(5)骨痺	冬時遇此邪，則骨重痠疼不能舉。	復感於邪，內舍於腎，成腎痺也。

134

周 痺（痺症中期）

- 周痺或痛或腫、或手或足，患有定處，痛無歇止。或從上病及於下、或從下病及於上，而不似眾痺痛有歇止，左右相移流走也。
- 周痺或兩手或兩足、或隻手足、或偏廢不仁，不用而似中風，但不口眼喎斜，身有疼痛也。

痺症的惡化徵象

- 痺在皮脈則受邪淺，故易治；痺在筋骨則受邪深，故痛久難已也。凡痺病日久內傳所合之臟，則為五臟之痺。
- 若其人中虛受邪，則難治多死。其人臟實而不受邪，復還於外，則易治多生。
- 例如久病皮痺，復感於邪，內傳肺而為肺痺；若無胸滿而煩喘咳之證，則是臟實不受邪。

痺症入臟腑（痺症末期）

(1)肺痺：久病皮痺，復感於邪，見胸滿而煩喘咳之證，是邪內傳於肺，則為肺痺也。

(2)腎痺：久病骨痺，復感於邪，而見腹脹、尻以代踵、足攣不伸。脊以代頭，傴僂不直之證，是邪內傳於腎，則為腎痺也。

(3)脾痺：久病肌痺，復感於邪，而見嘔涎、心下痞鞕，四肢懈墮之證，是邪內傳於脾，則為脾痺也。

(4)心痺：久病脈痺，復感於邪，而見心煩、心悸、嗌乾、噫氣，有時則恐之證，是邪內傳於心，則為心痺也。

(5)肝痺：久病筋痺，復感於邪，而見喜飲、小便數多、夜臥則驚太息之證，是邪內傳於肝，則為肝痺也。

(6)腸痺：久痺不已，復感於邪，臟實不受而傳腑者，凡見喜飲、小便秘，不脹則瀉，不瀉則脹之證，是邪內傳於大小腸，則為腸痺也。

(7)胞痺：凡見少腹胞中，按如沃湯狀而痛、小便祕澀、鼻流清涕之證，是邪內傳於膀胱，則為胞痺。

(8)三焦胃膽不受傳：三焦之痺附於膀胱，從水道也；
胃痺附於大小二腸，從傳化也；
膽為清淨之府，不受痺邪，故曰無憂也。

痹症與巴金森氏病的症狀對照

分型	痹症症狀	巴金森氏症症狀
1. 肺痹	肺痹煩滿喘嘔咳。	聲音軟弱、呼吸困難、嗆到、肺炎等（痹入肺）。
2. 腎痹	腎脈尻以踵脊代頭。	下肢水腫、乏力、體重減輕；頭部前傾、軀幹俯屈、肘關節屈曲、前臂內收、髖關節膝關節屈曲；身體前傾，漸成 C 字型（痹入腎）。
3. 脾痹	脾嘔瘖鞭肢懈墮。	吞嚥困難、流口水、寡顏、僵直、肌力減退、行動遲緩；體力或身體協調功能下降、手臂旋轉不良、跛足、起身離椅困難、肩背痛或腰痛（痹入脾）。
4. 心痹	心煩悸噫恐時休。	自主神經危象發生時則大汗淋漓、面部充血、心跳加快、情緒緊張（痹入心）。
5. 肝痹	數飲臥驚肝太息。	不安、抑鬱、幻覺、妄想、痴呆；睡眠障礙、有憂鬱傾向；身體上或心理上的壓力（痹入肝）。
6. 腸痹	飲秘脹瀉在腸究。	頑固性便秘（痹入腸）。
7. 胞痹	胞秘沃痛鼻清涕。	陽萎、排尿困難（痹入胞）。

139

《醫宗金鑑》痹症的辨證治療

病期	辨證	症狀	處方
一、初病	1a 三痹（初發作）	行痹、痛痹、著痹。	木通一味不見水者二兩，以長流水煎，熱服取汗（行痹加羌防，痛痹有汗加附子、無汗加麻黃，著痹加防己）。
	1b 熱痹	痹病而肌熱如火。	加味升陽散火湯加羚羊角。
	1c 痹實		增味五痹湯（行痹以羌活防風為主，痛痹以麻黃附子為主，著痹以防己羌活為主。）
	1d 氣實麻木		小續命湯加麻黃。
二、中期	2a 痹虛		加味小續命湯（皮痹加黃耆或桂皮，脈痹加紅花或薑黃，肌痹加葛根或白芷，筋痹加羚羊角或續斷，骨痹加狗脊）。
	2b 氣虛麻木		補中益氣加紅柏（夏加苓、秋加味、冬加桂）。
	2c 腸痹		蒼朮五苓散。
	2d 胞痹（寒飲）		附子五苓散。
三、末期	3a 冷痹	痹病而身寒無熱，四肢厥冷。	蠲痹湯（附歸耆草桂羌防）。
	3b 痹久	五痹不已，乘虛入臟，反留連日久。	三痹湯、獨活寄生湯。

140

中醫治療巴金森氏病(症)方向

(一)巴金森氏病:
1. 平肝熄風:適用於發病初期,肝陽上升,陽亢化風諸證;如手足震顫、抽搐,頭暈,耳鳴,煩躁。
2. 祛瘀痰濕:類似西醫"乙醯膽鹼受體阻滯劑"的功用。
3. 補氣益血:類似西醫"多巴胺釋放促進劑"的功用。
4. 補陽散寒:類似增加腦神經傳導物質"多巴胺"的方法。
5. 少量解毒藥:考量中醫治"內因"病源,可酌加羌活、防風、黃芩、黃連等,類似西醫懷疑此病可能為病毒引起傷害。
(二)巴金森氏症:
  診察病人的罹患病因而施治,如果西醫已測試其多巴胺傳導正常的病人,中醫可以治其「內風證」,改善症狀為主。

141

依巴金森氏病分級的中醫診治參考

一級	症狀	僅單側出現症狀,功能障礙較輕。
	中醫治療原則	(1)平肝熄風或解表清熱。 (2)羚角鉤藤湯、天麻鉤藤湯加減,或葛根湯加苓連羌防。
二級	症狀	出現雙側和軀幹的症狀,尚無姿勢反射障礙。
	中醫治療原則	(1)祛瘀化痰、健脾補腎。 (2)溫膽湯+補陽還五湯加減。
三級	症狀	出現輕度姿勢反射障礙、勞動力喪失,仍具有日常生活能力。
	中醫治療原則	(1)補氣養血、祛瘀化痰。 (2)半夏天麻白朮湯+補陽還五湯加減。
四級	症狀	出現明顯的姿勢反射障礙、勞動力喪失,日常生活能力也嚴重受到影響;可起立,稍可步行。
	中醫治療原則	(1)補氣血虛、溫腎扶陽。 (2)十全大補湯+真武湯(十人參、肉桂)加減。
五級	症狀	需他人幫助起床,生活行動需輪椅。
	中醫治療原則	(1)大補氣血、大補腎陽。 (2)補陽還五湯+右歸飲(十人參、乾薑、肉桂、僵蠶、全蠍、蜈蚣)加減。

142 病情輕、中、重度,皆宜補腎陽虛、補脾氣虛,都可選加四逆湯+四君子湯。

臨 床 體 會

(一)中醫辨證是整體性：
先賢常指導，辨證是通過診法所獲得的整體各種信息資
料，運用臟腑、經絡、病因、病機等基礎理論進行綜合
分析，從而辨別病變位置、性質及正邪情況。
(二)中醫診察疾病病因：
　掌握病因的概念、分類，和病因學的特點，如：
　(1)六淫和癘氣，(2)七情、勞逸、飲食失宜，
　(3)痰飲、瘀血，(4)胎傳、毒邪，
　(5)環境因素、外傷、寄生蟲等。

(三)腦神經精神障礙之中醫辨因：
　為學習的條理性，傳統醫學和現代醫學也將腦神經精
　神醫學的病名分類；但罹患腦神經精神障礙的病人常併
　發多症，虛實夾雜、寒熱起伏、瘀滯閉鎖。
(四)腦神經精神障礙之中醫辨證類別：
　腦神經精神障礙之辨證也可運用八綱辨證、臟腑辨證
　、氣血津液辨證、六經辨證、衛氣營血辨證、三焦辨證
　等。
(五)腦神經傳導阻滯：
　我們可以將虛、實、寒、熱、瘀、濕、燥、風、…等
　證候，概括成廣義的造成腦神經傳導阻滯障礙；即：
　內因、外因、不內外因，各病因、證候都可能造成神
　經傳導不正常。

(六)治病劑量：

以妥瑞氏症為例，參考用。

(1)黃芩、黃連、黃柏，每帖各3~15錢（1錢＝3.75公克）。

(2)生龍骨、生牡蠣、代赭石、生石膏，選加，各10~20錢。

(3)全蠍、蜈蚣，研粉，每日各1~3公克(g)。

(4)其餘藥物，各1~5錢，嚴重病情則劑量增多。

(5)價錢昂貴或粉劑效果較佳的藥可研磨為粉劑，例如蜈蚣、全蠍、天麻、川七、牛黃、珍珠、粉光參、…；湯藥和粉劑併服。

(七)劑量隨各病人而不同：

千百年來的時空有差異，每個病人的病情、併發症也有差異，各年代病人的藥物適合劑量就可能不同，這是每個醫生窮其一生在學習治療當代病人，也是教學老師難給學生標準劑量的原因。

敬請指教
謝謝！

～感謝各位病人、家長的資料，期望可幫助中醫治療腦病更上層樓，造福腦神經精神障礙病人。

～本書、教學講義所提及各專家書籍、報導、網站資料等都是最新有價值的資料，但因醫學日新月異，若因各種原因而修改或搜索不見，請好學的讀者向原出處、各專家請教。謝謝！

～感謝李政育教授、石岩校長、林昭庚教授、林欣榮院長、蔣永孝教授、江漢光教授、馬辛一教授、黃文盛教授、葉啟斌教授、洪慧娟教授指導。

（完稿2015年10月）

146

【附錄四】 林寶華醫師治療妥瑞氏症依 YGTSS 耶魯抽動症整體嚴重程度量表評分記錄 - 2010 年編

A. 本診所妥瑞病例編號：		B. 性別（男 1、女 2）：		C. 初診年齡（初診年 - 出生年）： 歲		
D. 治療前評分（初診）日期： 年 月 日			E. 治療後評分（最後診次）日期： 年 月 日			
F. 病程史（初診年月 - 初發作年月）： 年 月.						
G. 觀察期（最後診日 - 初診日）： 年 月.						
H. 治療日數（統計初診至最後診次前 1 日之取服中藥日數）： 日.						
I. 服中藥併服西藥日數（統計初診至最後診次前 1 日已取服用中藥日數）： 日.						

		無抽動：0分	單一抽動：1分	不同形式抽動 2～5 種：2分	不同形式抽動 > 5 種：3分	多種抽動伴多種系列抽動：4分	多種抽動伴 2 種或更多系列抽動：5分	評分小計
1、運動型抽動	1.1 數量	無抽動：0分	單一抽動：1分	不同形式抽動 2～5 種：2分	不同形式抽動 > 5 種：3分	多種抽動伴多種系列抽動：4分	多種抽動伴 2 種或更多系列抽動：5分	
	1.1.1 治療前評分							
	1.1.2 治療後評分							
	1.2 頻率	無抽動：0分	極少發生（不是每天發生）：1分	偶爾發生但不持續：2分	頻繁（每天發生，但可每小時停歇有 < 3 小時停歇）：3分	經常（醒後每小時都發生）：4分	持續性（間歇不超過 5～10 分鐘）：5分	

	0	1	2	3	4	5
1.2.1 治療前評分						
1.2.2 治療後評分						
1.3 強度	無抽動：0分	不易覺察的輕微抽動：1分	比正常稍強的抽動：2分	比正常略強但未超過正常最大程度：3分	強度明顯超過正常行為：4分	抽動極強，引人注目且甚至自傷：5分
1.3.1 治療前評分						
1.3.2 治療後評分						
1.4 複雜性	無抽動：0分	可疑有抽動：1分	輕度抽動：2分	中度（動作或呈系列抽動）：3分	十分複雜、極易察覺：4分	長程的複雜抽動：5分
1.4.1 治療前評分						
1.4.2 治療後評分						
1.5 對生活及行為的影響程度	無影響：0分	輕微但不影響正常行為：1分	偶爾打斷正常活動：2分	經常打斷正常活動或語言：3分	頻繁打斷正常語言和人際交往：4分	嚴重影響言行為、語言和人際交往：5分

2、發聲型抽動

項目	治療前評分	治療後評分	分級描述
1.5.1 治療前評分			
1.5.2 治療後評分			
2.1 發聲級別			無發聲：0分／簡單發聲(1)5分：輕咳、清嗓、鼻吸氣、哼聲等，音量頻率屬輕微。／簡單發聲(2)10分：口哨聲、動物或鳴叫聲、咳聲，音量頻率屬中度。／複雜發聲A(1)15分：模仿語言、重複語言、咳語聲，音量頻率屬強度。／複雜發聲B(2)20分：穢語音節或類似、醉漢樣語言，突然口吃。／複雜發聲C(3)25分：大吠聲、成系列的異常發聲常發聲抽動等。
2.1.1 治療前評分			
2.1.2 治療後評分			

3、整體損害病人社會困難程度評判

項目	分級描述
3.1 整體損害級別	無(0分)：無困難。／極輕度(10分)：有點困難。偶爾的忐忑不安、擔心未來、家庭氣氛有所增加。／輕度(20分)：少量困難。周圍人煩躁、有時會用焦急方式注視和談論其抽動。／中度(30分)：明顯困難。家庭週期和煩惱經常被人嘲弄、影響學習。／重度(40分)：嚴重困難。家庭發生焦作、迴避社交，不能正常學習。／極重度(50分)：極大嚴重困難。家庭憂鬱症、破裂、絕社交眼、生活受限，離開學校。

				%
3.1.1 治療前評分				
3.1.2 治療後評分				
4. 治療前評分合計				
5. 治療後評分合計				
6. 療效減分率＝1－（療後評分/療前評分×100%）				

（參考用，歡迎下載：請從網路：林寶華中醫診所網站→研究文章→文章三十二）

(二) 耶魯抽動症整體嚴重程度（YGTSS）判斷和療效評定

    1. YGTSS 整體嚴重程度判斷評分為三級：

      (1) 輕度：<25 分。(2) 中度：25~50 分。(3) 重度：
>50 分。

    2. YGTSS 療效評定：

      臨床總療效按完全緩解、顯效、有效、無效四級評
定。

      療效減分率 = 1 −（療後評分 / 療前評分 × 100%）。

      (1) 痊癒：完全緩解，症狀消失，減分率 ≧ 95.00%。

      (2) 顯效：症狀大部消失，減分率 ≧ 66%,<95%。

      (3) 有效：症狀減輕，減分率 ≧ 33%,<66%。

      (4) 無效：症狀無變化，減分率＜33%。

      (5) 總有效率：（完全緩解數＋顯效數＋有效數）
*100%。

(三)《Yale Global Tic Severity Scale》/ Yale Child Study
Center … 1992 版

❤ 參考書籍（併致謝忱）

1. 李政育著〈中醫腦神經治療學〉啟業書局，P27~49，2001.06

2. 吳謙等編著（清朝乾隆，1742年著）醫宗金鑑內科·雜病心法 p83，雜病心法，p109、126。幼科雜病心法，p26-28。大中國圖書公司出版，1979.09

3. 王輝雄、郭夢菲〈又抖又叫－鬥陣妥瑞症〉(1)p7~8，(2)p11，(3)p15，(4)p19~20，新迪文化有限公司，2001.12

4. 沈淵瑤著〈認識小兒神經系統疾病〉(1)p5~9，(2)p175-179，華成圖書出版股份有限公司，2002.02

5. Kenneth W. Lindsay phD FRCS lan Bone MRCP（UK）FRCP（G）著張寓智編譯〈圖解神經醫學及神經外科學〉(1)p351~354，(2)p355~356，(3)p64~70，(4)p391，(5)p86，(6)p96，(7)P359，(8)P349，(9)P246、256 合記圖書出版社，2004.08

6. 孫怡、楊任民主編〈實用中西醫結合神經病學〉(1)p99~100，(2)p447~451，(3)p531~535，(4)p511~520，(5)P559~566 人民衛生出版社，2000.05

7. 羅秋怡臨床心理師〈爹地媽咪也瘋狂－談過動兒的治療與教養問題〉網際網路，2004.11

8.林昭庚〈新針灸大成〉p749-750，中國醫藥學院針灸研究中心出版， 1996.06

9.楊維傑編〈黃帝內經素問譯解〉〈黃帝內經靈樞譯解〉台聯國風出版社，1981.07

10.矢數道明著、吳家鏡譯〈漢方臨床四十五年〉大眾書局，p51~55，1982.12

11. Russell A. Barkley, Ph.D.著（美國）、何善欣譯〈過動兒父母完全指導手冊〉p22~23，113~125，372~373，遠流出版事業股份有限公司，2004.11

12.張錫純原著、張公讓選評〈醫學衷中參西錄選評〉p133，啟業書局，1978.10

13.陳長安編著〈常用藥物治療手冊〉全國藥品年鑑雜誌社，2005.02

14.林昭庚著〈中醫藥發展史〉網際網路，國立中國醫藥研究所，2005.03

15. 孫孝洪編著〈中醫治療學原理〉(1)p99~100，(2)319~320，四川科學技術出版社授權，知音出版社出版，1992.

16.何逸僊編著〈病理檢驗醫學〉p25~33，力大圖書有限公司，2002.10

17.李政育著〈中西醫匯通的理論與實務第一集〉(1)p272，(2)p292，啟業書局，1991.05

18. ARTHUR C. GUYTON, M.D. & JOHN E.HALL, Ph.D.原著，林佑穗、袁宗凡編譯〈新編蓋統醫用生理學〉(1)P699~712，(2)P715~724，(3)725~730，(4)P786，合記圖書出版社，2000.09

*19.*宋瑞樓、余政經、李仁智、楊錫欽、曾春典、林榮宗、張揚全、陳耀昌、林景福、蔡景仁、林瑞宜、許金川、編譯，〈赫里遜內科學〉上冊 p101，杏文出版社，1977 第八版，1981

*20.*吳承恩（明朝）著，〈西遊記〉，智楊出版社，1992

*21.*宋朝錢乙著，張山雷箋正〈小兒藥證直訣〉P14~30，P173~177，力行書局有限公司，1998.06

*22.*劉伯驥著〈中國醫學史上冊〉(1)P8，(2)p67，(3)P178，(4)P182，(5)P217，(6)P2~19，(7)P158~174，華岡出版部，1974.10.

23. Michael Gelder/Richard Mayou/John Geddes 原著，吳光顯、何志仁總校閱，陳俊欽、歐麗清、方俊凱、徐堅棋、李郁芬、林嘉發編譯〈精神醫學〉(1)P517~521，(2)P524~525，(3)P532~533，(4)P462~463，(5)P18~20，藝軒圖書出版社，2002.12

*24.*蔣永孝〈巴金森氏症的最新診斷與治療方法〉2005.05

*25.*李政育著〈養生抗老 DIY〉P228~238，九思出版社，2003.12

26.聯合報〈維他命 E 預防巴金森氏症〉2005.5.27.

27.矢數道明著、吳家鏡譯〈漢方自療百話〉P318~321，正言
出版社，1995.11.

28.李政育〈中醫治療內分泌異常與神經精神病〉2003.04

29.李政育〈傷寒雜病論之狐惑證治，貝希氏症候群之中醫療
法〉2000.04

30.湯華盛、黃政昌合著〈薛西佛斯也瘋狂，強迫症的認識與
治療〉p73~75，張老師文化事業有限公司，2005.02

31.汪訒庵（清朝康熙，1682 年著）〈醫方集解〉p358-361，
文光圖書有限公司出版，1976.11

32.中國時報〈亂吃安眠藥，乾瘦女生活撞鬼〉A6 版，
2005.04.18

33.羅忠悃、陳榮基著〈神經診斷學〉(1)p230、572，(2)
P309、315，(3)p441、454，護望出版有限公司，2001.09

34.王輝雄、郭夢菲著〈超越又抖又叫妥瑞症〉，台北；台灣
妥瑞症協會，2007：13、17、25-29、209-214、221-231.

35.林欣榮著〈鬱金香花開- 巴金森的病與症〉，台北；靜思
文化志業，2005：88-105

36. Elkhonon Goldberg 著，洪蘭譯〈大腦總指揮〉台北；遠流
出版，2005：245-248，264.

37.美國耶魯大學 Yale Child Study Center 擬訂「耶魯綜合抽動
嚴重程度量表」（Yale Global Tic Severity Scale, YGTSS,
1992 版）

國家圖書館出版品預行編目(CIP)資料

天使的鬼臉：妥瑞氏症、亞斯伯格症、強迫
症、巴金森氏症的中醫治療／林寶華著.--
四版.--臺北市：書泉出版社, 2023.12
面 ； 公分
ISBN 978-986-451-348-2(平裝)

1.CST: 妥瑞氏症 2.CST: 中醫治療學
3.CST: 中西醫整合

413.36   112018464

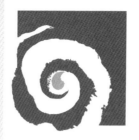

3EYO

天使的鬼臉：妥瑞氏症、亞斯伯
格症、強迫症、巴金森氏症的中醫治療

作　　　者 ─ 林寶華(136.2)

發 行 人 ─ 楊榮川

總 經 理 ─ 楊士清

副總編輯 ─ 王俐文

責任編輯 ─ 金明芬

文字編輯 ─ 李秉蔚

封面設計 ─ 黃聖文、姚孝慈

出 版 者 ─ 書泉出版社

地　　　址：106臺北市大安區和平東路二段339號4樓

電　　　話：(02)2705-5066　傳　　　真：(02)2706-6100

網　　　址：https://www.wunan.com.tw

電子郵件：shuchuan@shuchuan.com.tw

劃撥帳號：01303853

戶　　　名：書泉出版社

總 經 銷：貿騰發賣股份有限公司

電　　　話：(02)8227-5988　傳　　　真：(02)8227-5989

網　　　址：http://www.namode.com

法律顧問　林勝安律師

出版日期　2006年 1 月初版一刷
　　　　　　2011年 4 月二版一刷
　　　　　　2016年 1 月三版一刷
　　　　　　2023年12月四版一刷

定　　　價　新臺幣420元

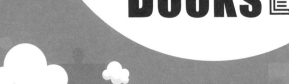

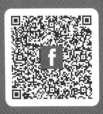
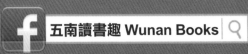

經典永恆・名著常在

五十週年的獻禮——經典名著文庫

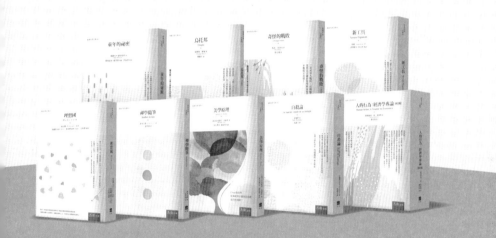

五南，五十年了，半個世紀，人生旅程的一大半，走過來了。

思索著，邁向百年的未來歷程，能為知識界、文化學術界作些什麼？

在速食文化的生態下，有什麼值得讓人雋永品味的？

歷代經典・當今名著，經過時間的洗禮，千錘百鍊，流傳至今，光芒耀人；

不僅使我們能領悟前人的智慧，同時也增深加廣我們思考的深度與視野。

我們決心投入巨資，有計畫的系統梳選，成立「經典名著文庫」，

希望收入古今中外思想性的、充滿睿智與獨見的經典、名著。

這是一項理想性的、永續性的巨大出版工程。

不在意讀者的眾寡，只考慮它的學術價值，力求完整展現先哲思想的軌跡；

為知識界開啟一片智慧之窗，營造一座百花綻放的世界文明公園，

任君遨遊、取菁吸蜜、嘉惠學子！